Duftheilkunde

René A. Strassmann

Duftheilkunde

AT Verlag

Inhaltsverzeichnis

Süsser als der feinste Nektar des honigsüssen Granatapfels ist der
Duft des Windes im Zypressenhain, noch süsser ist der Geruch der
Göttlichen, die das Heilige Gesetz verehren und lehren.

«Der Engel der Luft» aus: Edmond B. Székely: Essener-Evangelium, 4 Bände, Verlag Bruno Martin 1988.

Einleitung

Auf der Bannalp im November.

In der Hütte angekommen, begrüssen uns Werner, Marifela und ihre Kinder. Schnee liegt über den Felsen und lässt alles in weichen runden Formen glänzen. Eine sanfte Stille schwebt in der Luft. Ich spüre sie noch kaum, denn die Stimmen der Menschen und das Lachen der Kinder gesellen sich zu ihr. Ich kann die Stille lediglich erst ahnen.

Inzwischen ist es Abend geworden. Ich bin jetzt allein hier oben. Schreibblock, Bücher, Musik und Düfte sind nun bereit, mich durch diese Tage hindurch zu begleiten. Draussen schneit es. Die Stille hält jetzt vollständig ihren Einzug. Nur der wärmende Ofen im Zimmer erzählt mit Unterbrüchen seine Feuer-Geschichten. Es duftet nach Holz und Hütte. Ich zünde die ersten Kerzen an und lasse den Duft von Angelika, Iris, Sandelholz, Muskateller-Salbei und Narde verströmen. Eine angenehme Wärme breitet sich im Raum aus und umhüllt mich. Ich stimme mich auf die kommenden Tage ein, löse mich vom täglichen Ablauf zu Hause, bitte und bete. So gut es geht, lasse ich die Zeit los und gebe mich ganz der gestellten Aufgabe hin. Die Düfte aus dem Duftlicht, der Geruch des Holzes, die Lichter der Kerzen und die Musik wecken eine leise Wehmut, eine stille Melancholie; die Einsamkeit, wenn sie zeitlich auch begrenzt ist, holt mich ein. Ich spüre sie im Bauch, im Herzen und in der Kehle. Dieses Gefühl ist mir sehr wohl bekannt. Es kann lähmen, aber auch öffnen und erfüllen.

So sitze ich hier und frage mich, weshalb ich ein Buch zum Thema «Düfte» schreibe. Obwohl die Idee dazu schon vor einigen Jahren da war, kam es nie dazu. Dann erarbeitete ich ein Konzept, bestehend aus einzelnen Büchlein. Eine kleine Broschüre entstand 1987. Und Anfang 1990 kam dann Herr Hunziker vom AT Verlag mit seiner Anfrage auf mich zu. Zahlreiche Gespräche mit meiner Frau und mit verschiedenen Freunden, die Vorgespräche mit Herrn Hunziker und die vielen Begegnungen und Erlebnisse innerhalb der Kursarbeit gaben mir den Mut, mich hinzusetzen und diese Arbeit in Angriff zu nehmen.

In der Vorbereitung zur Niederschrift dieses Buches tauchten einige Fragen auf. Sie standen mehr mit der Form als mit dem

Thema in Zusammenhang. Soll die Form eines klassisch struktu-
rierten Buches — sachlich und fachlich geordnet — oder eher die
freie Form des Erzählens gewählt werden?

Wie kam ich überhaupt dazu, mich mit den Düften zu beschäftigen? In erster Linie weckte das Buch «Magie der Duftstoffe» von
A. Krumm-Heller mein Interesse an den Duftstoffen. Ich war
damals etwa 12 Jahre alt und verstand noch nicht allzuviel von
Chemie und Physiologie, geschweige denn von der Pharmakologie. Trotzdem oder vielleicht gerade deshalb faszinierten mich
seine Ausführungen und Beschreibungen. Etwa zwei Jahre später
erstand ich mir von meinem eigenen Taschengeld Willy Schrödters
«Pflanzengeheimnisse». Ich wollte mehr über die Pflanzen, ihr
Wesen und Wirken wissen. In der Berufsausbildung waren es dann
vorwiegend die Pflanzen mit den ätherischen Ölen, die mich
anzogen. Ihre Eigenarten und Möglichkeiten schienen mir gren-
zenlos, und ihre Düfte liessen mich manches entdecken, an dem
ich ohne sie einfach vorbeigegangen wäre.

1982 erschien der zweite Teil meiner «Heilpflanzenkunde». In
diesem Buch widmete ich ein eher kurz bemessenes Kapitel den
Düften: «Osmologie», wie Krumm-Heller es nannte, oder «Heilen mit Düften», wie ich es nenne.

Damals gab es im deutschsprachigen Raum nur sehr wenig Litera-
tur zu diesem Thema. Einige Fachbücher und wenige ältere Bücher
waren erhältlich. Jean Valnet gelang mit der «Aromatherapie»
gerade der Durchbruch zu einem gewissen Bekanntheitsgrad. In
einigen grenzwissenschaftlichen Büchern fanden sich Abschnitte
zum Thema «Räucherungen» und deren Einsatz und Wirkungen. —
Schaue ich mich heute in den Buchhandlungen um, so sind inzwischen eine fast unüberschaubare Anzahl von Titeln zum Thema
«Düfte» erschienen. Die Zeit scheint offensichtlich den Menschen
zu seiner Nase und damit zu den Düften zu weisen.

Neue Parfumkompositionen werben mit der Sinnlichkeit der
Nase; bald jede Zeitung und Zeitschrift greift die Düfte in irgend-
einem Zusammenhang auf. Nachrichten und Entdeckungen zu
den Wirkungsweisen der Duftstoffe jagen sich. Und wie immer ist
es der Laie, der gewieften Geschäftemachern auf den Leim geht.
Wo ein Thema so sehr auf Interesse stösst, entstehen unweigerlich

Widersprüchlichkeiten und Ungenauigkeiten. Hinzu kommt noch, dass das ganze Thema der Düfte unmöglich in einem einzigen Buch vertieft behandelt werden kann. So vielfältig die Quellen der Düfte sind, so umfangreich ist auch das gesamte Gebiet, das von den Duftstoffen berührt wird.

In dieser Situation ein weiteres Buch zu schreiben, das zudem noch im Umfang beschränkt ist, ist einerseits ein schwieriges Unterfangen und andrerseits gerade deshalb auch eine Herausforderung.

Für mich stellte sich die Aufgabe, soviel wie möglich zu sichten und zusammenzutragen, Inhalte und Aussagen einander gegenüberzustellen, eigene praktische Erfahrungen und Erlebnisse zu vergleichen und immer wieder zu fragen: «Was ist nun für den interessierten Leser von Bedeutung und wie ist das Thema im Spannungsfeld zwischen Theorie und Praxis zu erarbeiten, so dass der Unkundige wie auch der eher schon Kundige davon etwas ernten können?»

Sicherlich kann niemals die Rede von Vollständigkeit sein. Genausowenig stellt das hier Geschriebene die einzig mögliche Betrachtungsweise und die einzige und absolute Richtigkeit dar. Die Düfte sind so eng mit dem Menschen, der sie erlebt, verbunden, dass immer auch persönliche Erlebnisse, Empfindungen und Ideen in die Betrachtung von Düften hineinfliessen. Daher versuchte ich Fachlich-Sachliches mit Persönlichem so zu verbinden, dass auch ein wenig Mut und Begeisterung, Freude und Fröhlichkeit mit hinübergetragen werden können. – Der Leser wird beurteilen, wieweit es mir gelang, eine Brücke zu bauen.

Im vorliegenden Buch beschränkte ich mich insofern, als das Thema der Räucherungen und der Räucherstoffe lediglich am Rande kurz gestreift wird. Ich unterscheide also ganz klar zwischen der Duftheilkunde und den Räucherungen. Obschon die Anwendungen und Wirkungen sehr fliessend sein können, sind die Voraussetzungen und Betrachtungsweisen doch sehr unterschiedlich: Beim Arbeiten mit Duftstoffen in einer heilkundlichen Anwendung wird ausschliesslich mit Auszügen von Pflanzen oder Tieren gearbeitet. Bei Räucherungen arbeiten wir in erster Linie mit den Kräutern, Harzausscheidungen und Balsamen, und in älteren Zeiten wurden dazu auch Tiere oder Teile von ihnen verwendet.

An einzelnen Pflanzen versuche ich zu zeigen, wie die Düfte von verschiedenen Seiten her zu entdecken sind, welche Hilfsmittel und Möglichkeiten sich bieten. Anregungen und Ideen zeigen Ihnen, wie Sie weitere Düfte in ähnlicher Art und Weise selber entdecken können. Auch die vielen Erlebnisse und Erfahrungen der Kursarbeit lasse ich mit einfliessen. Denn durch diese Arbeit formten sich in immer ausgereifterer Form Techniken, mit denen den Düften einige ihrer Geheimnisse entlockt werden können.

An exemplarisch herausgegriffenen Pflanzen – der Angelika (Seite 16), der Muskateller-Salbei (Seite 78) und der Iris (Seite 134) – möchte ich ausführlicher zeigen, wie zu den Botschaften der Pflanzen Zugang zu finden ist. Alle drei Pflanzen zeichnen sich durch besonders schöne Eigenschaften aus und sind auch durch persönliche Erlebnisse für mich von besonderer Bedeutung. An erster Stelle habe ich die **Angelika** gewählt, da sie eine gute Verbindung zur Erde darstellt und einen Zugang zur inneren Welt der Pflanzen und des Menschen ermöglicht. Sie ist Erde, Atmung und Wandlung. Sie beinhaltet Ursprung und Geschichte genauso wie Mythologie und Magie. Die **Muskateller-Salbei** öffnet und führt hin zu eigenen inneren Erfahrungen. Sie erleichtert es, den eingeschlagenen Weg zu gehen, und vermittelt Fröhlichkeit und Freude. Sie hilft, Vergangenes, Geschichte, abzulegen, aus Erfahrungen zu lernen und so Neuem entgegenzugehen. In dieser Eigenschaft steht die Muskateller-Salbei – bezogen auf die Duftheilkunde als Ganzes – auch vermittelnd zwischen der herkömmlichen Anwendung ätherischer Öle und einer möglichen Erneuerung und Erweiterung der Duftheilkunde. Auch die **Iris** hat die Fähigkeit, zwischen Bestehendem und Neuem zu vermitteln. Sie führt uns zur Wahrnehmung und Erkenntnis der Werte im Bestehenden und zeigt uns Wege auf, diese in neue Zusammenhänge und Betrachtungsweisen hinüberzutragen und beides ineinanderfliessen zu lassen. Daher steht auch die Iris in diesem Buch zwischen der Beschreibung der herkömmlichen Aromatherapie, die in erster Linie symptomatisch behandelt, und der erweiterten Duftheilkunde, die neue Wege zu einer die Ursachen erkennenden und behandelnden Therapieform beschreitet.

Um einen Duft in seinem Wesen und Wirken beschreiben zu können, kennt unser Wortschatz nur wenige Wörter. Wir benutzen unwillkürlich Bilder und Erinnerungen, um Düfte zu umschreiben. Mit dem Gewahrwerden eines Duftes erwachen Gefühle in uns, die wir auch mit erlebten Erfahrungen in Verbindung setzen. Im Normalfall beschreiben wir einen Duft als etwas, das sich ausserhalb von uns befindet. Wir bestimmen, was und wie er ist. Das gleiche Vorgehen kennen wir grundsätzlich auch beim Beschreiben der Eigenschaften eines Duftes, die er in unsere Seele gleiten lässt. Um diese Art der Betrachtungsweise in einem Bild zu verdeutlichen, könnte man sagen: Wir stehen in der Mitte eines Kreises, und rund herum sind die Pflanzen mit ihren Botschaften. Wir nehmen sie wahr und geben ihnen einen Namen; wir stellen fest, welche Wirkstoffe sie enthalten und welche Eigenschaften sie haben. In anderen Worten: Wir trennen uns vom Pflanzenwesen, bewerten und begutachten es losgelöst von seinem Pflanzensein. Diese Art des Betrachtens gilt insbesondere dort, wo wir uns lediglich um stoffliche Substanzen kümmern. Düfte entziehen sich aber teilweise durch ihre Eigenschaften diesem Vorgehen. Nur schon ihr Einfliessvermögen in unsere Organe und ihre sofortigen Wirkungen im Körper-Seele-Gefüge fordern uns zu einer anderen Form der Wesensbetrachtung auf.

Der Mensch hat im Laufe seiner Geschichte vieles verlernt. Aufmerksam hinhören, hinsehen und sich erzählen lassen erfordert oft schon zu viel Zeit, es ist umständlich und muss zuerst wieder eingeübt werden. Zudem, wer sagt uns, dass das so Wahrgenommene auch tatsächlich so ist und nicht einfach eine persönliche, subjektive Wunschvorstellung?

Das eine schliesst das andere in keiner Weise aus. Im Gegenteil: die Intuition, das Geschaute, Erfühlte und Gehörte finden mit Hilfe des Verstandes die wunderbare Möglichkeit, sich zu formulieren und auszudrücken, sich auch bestätigen und wenn nötig korrigieren zu lassen. Der Verstand findet in der Intuition Nahrung — Ideen und Anregungen, ohne die er kümmerlich verhungern und sogleich arbeitslos und damit auch überflüssig würde.

Einleitung

Wenn wir uns mit dem Wesen der Pflanze, diesen feinstofflichen, ätherischen Boten, und durch sie mit ihrer Essenz zusammentun und mit ihr arbeiten möchten, so müssen wir auch bereit sein, uns der «Mühe» des Hinhörens, der Begegnung und der Verinnerlichung hinzugeben. Tun wir dies, so kehrt sich das obenerwähnte Bild des Kreises um: Die Pflanze steht in der Mitte des Kreises, und die Menschen sind ihre Zuhörer. Die Pflanze beginnt ihre Geschichte, ihre Botschaft und ihre Aufgabe zu schildern. Schon sehr bald entdecken und erleben wir, wie sich eine Quelle des inneren Wissens öffnet und zu sprudeln beginnt. Wir erleben, dass jede Pflanze das Wissen um die Schöpfung, ihren artbezogenen Platz und ihre Aufgabe, aber auch das Wissen um alle Lebewesen in sich trägt. Wir erleben dabei auch, dass wir das Wissen aller Pflanzen in uns tragen. Ein unsichtbares Band verbindet uns. Es ist das Band des gemeinsamen Ursprungs, der Schöpfungsidee. Das Band, das Mutter Erde und Vater Himmel in und zwischen uns Erdenwesen geknüpft und verbunden haben.

Kommen Sie jetzt mit, wenn Sie wollen, und treten Sie in den Kreis ein, in dessen Mitte das Pflanzenwesen darauf wartet, uns von seinem Leben und Wirken zu erzählen und seine Geschichte durch uns in den Alltag einfliessen zu lassen.

Betrachtungen und Sinnesübungen

Ideal sind die Voraussetzungen, wenn wir einer Pflanze in der Natur begegnen können. Wir setzen uns zur Pflanze hin, entspannen uns und atmen einige Male gut und tief durch.

Wir nehmen ihren Standort und die nähere Umgebung, in der sie lebt, wahr. Vielleicht ist der Standort sandig, locker und trocken, vielleicht ist er feucht oder gar nass. Die Pflanze wächst der Sonne entgegen, oder aber sie liebt eher einen schattigen und kühlen Platz. Sie lebt in ihrer Art allein oder gesellt sich in Gemeinschaften zu ihresgleichen.

In ihrer Gestalt kann sie hoch und schlank oder klein und gedrungen sein; sie liebt die unmittelbare Erdnähe und schmiegt sich der Erde an. – Die Pflanze bildet grosse, breite oder schmale, lange oder kurze Blätter. Die Blätter sind feingliedrig oder grobgliedrig;

sie fühlen sich weich oder fest, feucht oder trocken oder auch ledrig an. Wie ist die Blütenfarbe? Wie schmeckt das Blatt oder andere Teile der Pflanze? Ist der Geschmack herb und trocken, so dass er den Mund zusammenzieht, oder ist er süsslich und mild oder gar etwas schleimig? – Der Duft der Pflanze kann aromatisch, würzig, balsamisch oder brennend, scharf und ätzend sein; er mag süss und üppig oder luftig und leicht, vielleicht auch fruchtig sein. Wir befragen die Pflanze nach ihren Eigenschaften, denn wir sind gegenüber dem Pflanzenwesen die Schüler, und die Pflanze ist unsere Lehrerin. Mit all dem Erfahrenen in uns, schliessen wir die Augen. Streift der Wind jetzt über die Pflanze, so dass sie uns auch noch ihren Klang, ihr Lied mitteilen kann, hören wir ihm zu und lassen es ebenfalls in uns erklingen.

Immer noch mit geschlossenen Augen, versuchen wir die Pflanze jetzt in uns aufzunehmen. Wir lassen all das Wahrgenommene in uns hineinfliessen und stellen uns die Pflanze innerlich so vor, wie wir sie mit offenen Augen sahen. Wir atmen sie in uns hinein. Wir versuchen ihre Erscheinung so gut es geht als Bild in uns zu sehen und zu spüren. Nun stellen wir Fragen: Fragen nach ihrer Aufgabe, nach ihrem Wirken, nach ihrer Botschaft. Wir hören aufmerksam ihrem «Erzählen» zu. Wir gehen unseren Empfindungen nach, und mit Hilfe des Verstandes versuchen wir das Gehörte in unsere Sprache, in die Sprache des Menschen, zu übertragen und in Worte zu kleiden.

Haben wir keine Möglichkeit, einer Pflanze im Freien zu begegnen, so behelfen wir uns mit einem Bild, einer Fotografie und vielleicht einer kurzen Beschreibung, wo sie lebt und welches ihre Besonderheiten sind. Dieses Bild und diese grundlegenden Informationen können mit ein wenig Übung vollkommen ausreichen, um einen grossen Teil ihrer Geschichte zu erfahren. Dazu sitzen wir entspannt auf einem Stuhl oder einem Kissen; wir können uns auch hinlegen. Wieder schliessen wir die Augen und atmen einige Male tief und gut ein und aus. Wir versuchen, in uns ruhig zu werden und lassen das Bild der Pflanze wieder in uns hineinfliessen. Sehen und spüren wir sie in uns, gehen wir wieder mit vielen Fragen im Herzen auf dieses Bild in uns zu und stellen sie in Gedanken.

Immer wieder kommt es vor, dass selbst eine im Augenblick für den einzelnen noch fremde Pflanze ihm ohne grosse Mühe ihre Geschichte, ihre Aufgabe, ihre Möglichkeiten zu schildern beginnt. Entdecken wir einen Duft, über den wir mehr erfahren möchten, gehen wir sehr ähnlich vor. Wir geben ein bis zwei Tropfen des Duftes auf einen Riechstreifen oder ein Fliesspapier. Wir schliessen wieder die Augen und lassen den Duft, den Riechstreifen oder das Fliesspapier vor unserer Nase fein fächelnd, sich entfalten. Wir atmen zwei bis drei Mal tief durch und lassen den Duft durch unsere Nase in unseren Körper hineinfliessen. Nun stellen wir wieder Fragen. An was erinnert uns dieser Duft? Wie sieht die dazugehörige Pflanze aus, oder wie könnte sie aussehen? Wie ist der Charakter dieses Duftes? Welche Bilder tauchen auf? Wo zieht der Duft beim Einatmen hin, und welche Empfindungen weckt er in uns? Welche Körperregionen reagieren besonders auf ihn? Was für eine Farbe könnte dieser Duft haben? Welches ist sein Klang, sein Ton? Hören wir ihn? Schwingt er in uns? Wie wirkt der Duft auf uns? Was ist seine Mitteilung, seine Idee? Wie könnte der Mensch aussehen, der diesem Duft entspricht, und wie könnte sein Wesen sein? Diese Botschaften, Bilder, Erinnerungen, Klänge und Wege durch unseren Körper und unsere Seele versuchen wir zu formulieren und in Worte zu kleiden.

Allmählich erleben wir, dass wir im Umgang mit den Düften eine innige Verbindung zwischen uns Menschen und der Pflanzenwelt aufbauen. Wir erleben auch die Sicherheit, die sich dazugesellt. So entdecken wir Schritt um Schritt, dass mit ein wenig Aufmerksamkeit, ein wenig Bereitschaft, uns auch etwas mehr Zeit im Umgang mit den Düften zu lassen, sich die Botschaften der Pflanzenwesen zu äussern beginnen. Wir erleben dabei nicht nur eine Wissensanreicherung, sondern spüren darüber hinaus eine Vertrautheit und Sicherheit, die sich durch diese Begegnungen auch in unserem täglichen Leben auswirken. Wir erleben eine Geborgenheit im Sinne des Eingebettetseins in der Schöpfung, in der Natur, im Universum. Die Trennung, das analytisch Sezierte gibt einen Teil seines Anspruchs auf absolute Richtigkeit zugunsten einer Ganzheit auf. Der Verstand, das rationale und das wissenschaftliche Denken, findet dabei genauso wie das Geschaute seine Richtigkeit und seinen Platz in dieser Ganzheit. Es entwickelt sich eine Partnerschaft zwischen Intuition und Intellekt, zwischen Eingebung und Verstand.

Bei all dem geht es nicht darum, dass wir eine bitterernste Angelegenheit daraus machen, der vor lauter Ernsthaftigkeit alle Fröhlichkeit, Ausgelassenheit und Freude abgehen. Im Gegenteil, es geht darum, einen möglichen Weg aufzuzeichnen, aus innerer Freiheit und Geborgenheit und aus Vertrauen heraus Freude und Fröhlichkeit, Lust und Sinnlichkeit mit einem liebevollen und sorgsamen Umgang mit den Düften zu verbinden.

Angelika

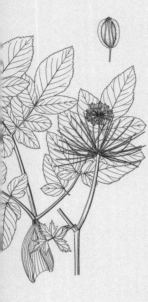

Meine Zuneigung zu dieser Pflanze entdeckte ich erst nach Jahren. Die Angelika oder Engelwurz zeichnet sich durch eine starke Erdverbundenheit aus und ermöglicht einen Zugang zur inneren Welt der Pflanzen und des Menschen.

Die Botaniker unterscheiden zwischen mehreren Arten von Angelika. Innerhalb der Heilpflanzenkunde und der Duftheilkunde sind zwei Arten von Bedeutung: Wald-Engelwurz (Angelica silvestris) und Erzengelwurz (Angelica archangelica L.). Beide gehören zur Familie der Doldenblütler (Apiaceae). Beide Engelwurzarten sind auch unter dem Namen «Brustwurz» bekannt. Strenger nach ihrem Anwendungsbereich unterschieden, wird bisweilen auch allein die Wald-Engelwurz als «Brustwurz» bezeichnet.

Die Erzengelwurz oder Echte Engelwurz wird im Volksmund auch als Gartenangelika bezeichnet. Für die Duftheilkunde ist hauptsächlich diese Art wichtig.

Wald-Engelwurz	**Erzengelwurz**
Beide Engelwurzarten können bis zu 2 m hoch werden.	
Die Wurzel ist feingliedriger und verzweigter als bei der Echten Engelwurz.	Die Wurzel hat die Form einer Rübe.

Wenn auch der Stengel und die Blattstielansätze bei beiden Arten ähnliche rötlich-braune Farbnuancen zeigen, unterscheiden sie sich doch recht stark:

Der Stengel ist rund und leicht kantig und innen hohl. Er ist stark verzweigt.	Der Stengel hat feine Rillen und ist am Ansatz beinahe armdick.
Die Blätter sind bis 60 cm lang und an der Oberseite rinnenartig eingedrückt.	Die Blätter am Grunde sind röhrig-rund und können bis 90 cm lang werden.

Die Blätter beider Engelwurzarten sind sehr ähnlich: sie sind mehrfach gefiedert, bei der Waldengelwurz 2- bis 3fach und bei der Echten Engelwurz praktisch immer 3fach.

Angelika

Der Blütenstand gleicht einem geöffneten Regenschirm. Er ist eher flach.	Der Blütenstand ist stark gewölbt und kugeliger als bei der Wald-Engelwurz.

Die weissen bis elfenbeinfarbenen Blüten gleichen sich wieder bei beiden Arten. Allenfalls vorhandene Hüllblätter bei der Wald-Engelwurz weisen auf den Unterschied der beiden Arten hin.

Die sandfarbenen Früchte sind vom Rücken her stark zusammengedrückt.	Die blassgelben Früchte haben deutliche Rückenrippen.

Die Randrippen der Samen sind wieder bei beiden Arten flügelartig.

Vorkommen: Lichte Wälder, feuchte Wiesen und Bachböschungen.	Vorkommen: Moore, Gebüsche, Gräben und Wiesen.

Beide Engelwurzarten blühen von Juli bis August. Der Stiel mit den Doldenverzweigungen verdorrt und bleibt bis ins Frühjahr hinein stehen, so dass ihr Standort selbst im Winter, wenn der Schnee nicht allzu hoch liegt, zu finden ist. Manchmal tragen sie noch einzelne Früchte, die sich nicht von der Pflanze trennen konnten. Graben wir eine Wurzel aus oder zerreiben eine Frucht im Herbst zwischen den Fingern, so nimmt die Nase einen würzig-aromatischen, kräftigen Duft wahr, der schwach an Kümmel erinnert. Der Geschmack der Frucht ist herb und beinahe scharf.
Es brauchte einige Zeit, bis ich mich mit der Engelwurz anfreunden konnte. Heute möchte ich weder ihr ganzes Wesen noch den Duft, den wir aus den Wurzeln der Echten Engelwurz gewinnen können, missen.
In früheren Zeiten galt die Engelwurz als eine wichtige Schutzpflanze. Ihre Wurzelstöcke wurden ausgegraben und in Stall und Haus aufgehängt. So sollte sie alle Bewohner vor Bösem und Unheil schützen helfen. Die Menschen trugen oft auch ein Stück Wurzel an einem Faden um den Hals – ursprünglich ebenfalls als Schutz oder Talisman gedacht. Dies sollte den Träger vor anstek-

Angelika

kenden Krankheiten bewahren. Diese Form der Anwendung habe ich inzwischen oft benutzt, wenn es darum ging, ohne innerliche Anwendungen auszukommen. Ein Stück Engelwurz kann so erfahrungsgemäss tatsächlich vor Erkältungskrankheiten schützen.

Viele Menschen durften inzwischen auch die beruhigende und entspannende, leicht schlaffördernde Eigenschaft eines Kissens, gefüllt mit fein zermahlener Engelwurz, erleben. Der erdige, warme Duft birgt in sich die Idee der Geborgenheit und des Behütetseins. Er weckt in uns die sanften und zart umhüllenden Träume, die uns eine ruhige Freude und stille Zuversicht vermitteln. Der Duft der Engelwurz ist Rückkehr zur Quelle und Verwurzelung. Sammlung und Einkehr führen uns, vermittelt durch den Duft, zu unseren inneren Wurzeln und lassen aus ihnen Sicherheit und Einsicht erwachsen. Aus diesem inneren Wissen um die Geborgenheit erwacht auch erneut Mut zur Entscheidung und Kraft zur Tat.

Es entstehen manchmal im Leben Situationen, in denen uns eine unbekannte Angst befällt. Sie kriecht über den Nacken, den Rücken hinunter und lähmt uns. Alle unsere Nerven sind in solchen Augenblicken bis zum Zerreissen gespannt. Der Angst Ausdruck zu verleihen, gelingt kaum. Die einzige Möglichkeit besteht darin zu versuchen, diese unerklärliche Angst aufzulösen und wieder ruhig zu werden. Hier wirkt die Angelika mit ihrem Duft. Nach kurzer Zeit spüren wir, wie die innere Ruhe wieder zurückkehrt und die Angst sich aufzulösen beginnt. Das Gefühl des Beschütztseins lässt uns wieder ruhig werden.

Steckbrief

Name:

Angelika, Brustwurz, Engelwurz
Arten: Echte Engelwurz, Erzengelwurz (Angelica archangelica);
Wald-Engelwurz (Angelica silvestris)
Familie: Doldenblütler (Apiaceae)

Hauptwirkstoff:

Ätherisches Öl, das aus verschiedenen Kohlenwasserstoffverbindungen, wie Phellandren, aus Säuren, wie Angelica-, Valerian- und

Essigsäure, aus Furocumarinen (Cumarinen), wie Xanthotoxin, Imperatorin, Umbelliferon, zusammengesetzt ist. Daneben enthält das ätherische Öl auch Bitterstoffe, wie Angelicin, Osthol und Osthenol. Als weitere Stoffe sind im ätherischen Öl Terpene, Lactone und Pinen enthalten.

Nebenwirkstoffe:
Gerbstoffe, Harz

Innere Anwendungen:
- als Tee: magenstärkend, krampflösend, auswurf- und verdauungsfördernd, wassertreibend und durchblutungsfördernd
- als Likör und Magenbitter («Chartreuse»)
- Als Essenz darf Angelika in keiner Form innerlich angewendet werden.

Äussere Anwendungen:
- als Essenz zum Verdunsten und Inhalieren: bei Angst, Mutlosigkeit, Orientierungslosigkeit und Entscheidungsschwäche
- als Bad: belebend, wärmend, nervenstärkend, reinigt die Atemwege
- in Massageöl: durchblutungsfördernd, ableitend; bei Rheumatismus und Erkrankungen der Atemwege; Verwurzelung in der irdischen Realität und Schutz vermittelnd

Besonderes:
Angelikaöl ist im «Schneeberger Schnupftabak» enthalten; als Halsanhänger schützt es vor Erkältungskrankheiten.

Wichtig:
Bei der Anwendung des Angelikaöls ist Vorsicht geboten. Es hat in unverdünntem oder reinem Zustand stark hautreizende Eigenschaften. Während der Schwangerschaft sollte auf die Anwendung von Angelikaöl verzichtet werden. Es kann abortive Eigenschaften entwickeln.

Angelika

Geschichte

Eine sternenklare Nacht. Der Mond ist zunehmend. Es wird eine kalte Nacht werden. Völlige Stille. Hier in der Hütte breitet sich der wohlig warme und entspannende Duft des Baldrians aus. Er lässt mich ruhig und tief atmen. Ich mag seinen erdig-wurzelnden, kräftigen Duft. Genauso wie der Duft der Angelika bedeutet mir der Duft des Baldrians sanft umhüllende Geborgenheit und Erdverbundenheit. Ich schreibe die Bandaufzeichnungen von heute nieder. Auch schon Geschichte!

Ein sonniger Tag zieht auf. Starker Ostwind treibt Schnee vor sich her. In Schwaden türmt er sich auf, bildet Mauern, Schneeverwehungen, Figuren und Gestalten. Ich versuche in die Geschichte der Düfte einzusteigen, indem ich in mir das Gefühl der Faszination, der Begeisterung wecke, um so in die alten Zeiten hineinzugleiten.

Bücher begleiten mich quer durch die Geschichte der Düfte. Sie breiten eine Fülle von Fakten und Daten aus, Entwicklungen und Zusammenhänge werden sichtbar. Auch mit faszinierenden, spannenden Begebenheiten ist die Duftgeschichte reich gespickt. Die historischen Tatsachen rund um die Düfte sind wohl interessant. Sie spiegeln die Anziehung, die die Düfte seit jeher auf den Menschen ausübten, und dokumentieren, wie er sich die Düfte in Form von Salbölen, Balsamen oder Räucherungen in seinen Alltag holte. Und dennoch, diese geschichtlichen Fakten bleiben für mich trocken, leblos und öde. Sie sind nicht meine Eingangstür zur Duftgeschichte. Das Unmittelbare und Sinnliche, die ganzheitliche Bedeutung der Düfte können sie nicht wiedergeben. Sie lassen auch kaum die von ihnen ausgehende Begeisterung und Faszination wirklich spürbar werden.

Seit Urzeiten war das Streben des Menschen darauf gerichtet, die Düfte, welche die Natur in Pflanzen und Tieren entfaltete, so gut wie nur möglich nachzuahmen. Dahinter mag sich der Wunsch, die Sehnsucht versteckt halten, das Leben reproduzieren und beliebig kontrollieren zu können. Je näher der Mensch im Nachahmen eines Duftes an den natürlichen Duft herankam, desto inniger war er in alchimistische Wandlungsprozesse eingetreten. Die Erfüllung des Traumes, aus unedlen Metallen Gold herzustellen, findet im Nachahmen von Düften mittels natürlicher und heute auch mittels synthetischer Rohstoffe eine Widerspiegelung. Im Kern der Sache und im Streben des Menschen danach ähneln sie einander. Diese Faszination der Verwandlung und der Beherrschung der Natur steckt seit Urzeiten im Menschen.

Die Bedeutung der Düfte in früheren Epochen

Die Geschichte der Düfte, sowohl der echten wie auch der künstlich nachgeahmten, ist voller Begebenheiten. In der Wirtschaft und in der Kultur von ganzen Völkern spielten die Düfte schon 5000 v. Chr. eine sehr wichtige Rolle. Sie hatten auch in der Religion und in der Heilkunde ihren festen Platz. Ohne die zahlreichen Duftstoffe wären viele Seiten der Geschichtsbücher leer geblieben. Die Düfte sind nichts Neues, und ihre Anwendung ist keine Errungenschaft unserer Zeit. Zwar gab es in der Geschichte wohl Zeiten, in denen es um die Duftstoffe stiller war. Doch gab es dann auch wieder ganze Epochen, die gerade durch die Düfte geprägt sind. Es gab Zeiten, in denen ganze Kulturen und deren Menschen fast ausschliesslich vom Handel mit Duft- und Räucherstoffen lebten. Selbst Kriege wurden unter Völkern ausgefochten, um den Handel mit Räucherstoffen zu sichern.

So überdauerte das Interesse des Menschen an den Duftstoffen die Jahrhunderte, trat bisweilen etwas mehr in den Hintergrund, ging aber nie ganz verloren. Sicher, das liegt auch im Charakter des Duftes an sich. Der Mensch nimmt mit dem Sinnesorgan der Nase den Duft sehr rasch wahr. Unverfälscht und ohne irgendwelche Umwege gelangen die Botschaften und Informationen, die ein Duftstoff in sich birgt, in uns. Manchmal reagieren wir sehr bewusst auf einen Duft und dann wieder äusserst unbewusst. Der Duft ist etwas sehr Lebendiges, und die Erfahrungen im Umgang mit den Duftstoffen sind ebenso wandlungsfähig, wie jedes Lebewesen es ist. Das Erleben eines Duftes ist zunächst einmal etwas sehr Persönliches und Individuelles. Ein weiteres Merkmal des Duftes oder besser des Dufterlebnisses ist seine Vergänglichkeit, seine Nichtwiederholbarkeit, die Einmaligkeit, die nicht zu vermeiden ist. Jede Begegnung mit einem Duft trägt diese Einmaligkeit in sich, jede Begegnung ist immer wieder neu. Sie kann nicht wiederholt werden. Der Versuch, eine bestimmte Begegnung wiederholen zu wollen, scheitert unweigerlich daran, dass es lediglich bleiche Gesichter der Erinnerungen sind, die uns dann einholen. Das hängt mit vielen Aspekten zusammen, zumal die besonderen Eigenschaften, die Stimmungen und die gesamte Verfassung des wahrnehmenden Menschen in vielfältiger Weise mit hineinspielen.

Verfolgt man die Bedeutung der Duft- und Räucherstoffe durch die Zeiten der Menschheitsgeschichte, wird deutlich, dass diese Stoffe häufig auch Symbole waren und noch sind. Die Grenzen zwischen tatsächlicher Geschichte auf der einen und Mythologie und Magie auf der anderen Seite sind sehr fliessend und oft kaum voneinander zu trennen. Tatsachen und Mythen vermischen sich. In der alten Medizin der Ägypter, der Griechen, der Orientalen, der Römer und vieler sogenannter primitiver Völker waren die Düfte schon als sehr wirksame Heilmittel erkannt worden. Die Griechen räucherten in den Tempeln Mischungen von bestimmten Kräutern, um im Traum dem Gott oder der Göttin der Heilung zu begegnen. In dieser Begegnung suchten sie den Weg zu ihrer Gesundung zu erkennen. Die Römer entgifteten ihren Körper beinahe täglich in aromatischen Bädern. Die Türken reinigten sich mit den verschiedensten Duftwässern, allen voran mit Rosenwasser. Noch heute reinigt sich der Muslim mit Rosenwasser. Die Perser entwickelten in der Hochblüte der Duft- und Räucherstoffe die verschiedensten Verfahren, um Duftwässer gewinnen zu können. Im ganzen damaligen islamischen Raum wurden Mauern, ja ganze Gebäude als Ausdruck der Freude und Fröhlichkeit, der Dankbarkeit und Anbetung der Schöpfung mit Moschus-, Rosen- und Resedawasser besprüht. Kelten und Germanen opferten ihren Göttern Räuchermischungen, um sie in Stimmung zu halten. Riesige Opferschalen wurden aufgestellt, in denen Kräuter veräschert wurden. Jeder Tag kannte seine besonderen Kräuter, und jede Handlung, die von Bedeutung war, hatte ihre eigenen Pflanzen. Jeder Ritus erforderte seine eigene Mischung.

Die Duft- und Räucherstoffe erlebten in den verschiedenen Kulturen jeweils dann eine Hochblüte, wenn Zeiten des Reichtums und einer gewissen Beständigkeit der Gesellschaft herrschten. Auch in Zeiten, in denen der Mensch sich vermehrt über den Sinn des Lebens, über das Woher und Wohin Gedanken machte, in Zeiten, in denen er sich mehr der Religion zuwandte und dort den Weg zur Erfüllung seiner Lebensaufgabe suchte, entdecken wir ein grösseres Interesse am Umgang mit Duftstoffen. Die verstärkte Hinwendung zu den Düften in den verschiedenen Kulturen beruht also auf zwei – zumindest in unserem abendländischen Denken – gegensätzlichen Tendenzen: einerseits tritt sie in Zeiten auf, in denen der Mensch eine tiefe Sinnesfülle und eine innige Religiosität entfaltete. Andererseits war dieses zeitbedingte Aufblühen oft auch Ausdruck des Übermutes und der Überschwenglichkeit, der Lebenslust und des Wohllebens.

Die Düfte spielten dabei in verschiedenen Lebensbereichen und in verschiedenen Funktionen eine Rolle:

Der Bereich der religiös-rituellen Anwendung

In religiösen, rituellen Anwendungen der Räucherstoffe teilte der Mensch den Gottheiten seine Wünsche mit. Mittels wohlriechender Räucherungen dankte der Mensch und verlieh seiner Freude Ausdruck. Durch die Räucherungen gelangte er näher zu den Kräften der Schöpfung und versuchte auf diese Weise den Kontakt zu den Göttinnen und Göttern zu vertiefen.

Der Bereich des Schützens

Der Mensch setzt die Düfte und Räucherungen zu seinem Schutze ein. Er umhüllt sich mit Düften, um sich auf diese Weise den verschiedensten Einflüssen zu entziehen.

Der Bereich der Heilkunde

Der Mensch setzt die verschiedenen Düfte bei Krankheiten ein. Die heilenden Wirkungen der Duftstoffe auf Körper und Seele waren schon sehr früh bekannt.

Der Bereich der Wirtschaft

Reichtum und Armut wurden in vielen Ländern durch Anbau, Handel und Gewinnung von Duftstoffen mitbestimmt.

Wenn ich versuche, das ganze Umfeld der Duft- und Räucherstoffe auf einen Nenner zu bringen, so komme ich immer wieder zur selben Aussage: Die Duft- und Räucherstoffe sind für den Menschen so zentral, wie der Atem und die Luft für ihn lebensnotwendig sind.

Die alten Salböle der Inder, der Juden, der frühen Christen, der Perser und Araber kamen im Mittelalter ins Abendland. Die Rezepturen erfuhren sehr bald Veränderungen. Viele mittelalterliche Rezepturen wurden in einer erdverbundenen Art und Weise eingesetzt; sie dienten in erster Linie zur rituellen Anrufung und Beschwörung der Wesen der Elemente Feuer, Erde, Luft und Wasser. Die magischen Räuchermittel tauchten zusammen mit den «Schmersalben» auf. Inzwischen wissen wir, dass verschiedene Kräuter, als Räucherstoffe angewendet, bewusstseinsverändernde und halluzinoge Eigenschaften entwickeln. Diese Wirkungen sind bei allen Lebewesen zu beobachten, beim Menschen ebenso wie bei Tieren und Pflanzen.

Damals waren diese Düfte genauso wichtige Begleiter, wie sie es heute wieder sind. Mittels dieser wirkungsvollen Räucherstoffe glitt der Mensch in andere Welten und Dimensionen. Auf diese Weise fand er in sich innerste Botschaften und Begebenheiten, die ihn in seinem Bestreben nach Unabhängigkeit und Glaubensfreiheit bekräftigten und unterstützten.

Auch der soziale Status, Wohlstand und Armut, wurde damals mit Duftmerkmalen in Verbindung gebracht: Reichtum wurde mit Wohlgeruch assoziiert und die Armut mit Gestank.

Im 18. Jahrhundert entwickelte sich in Grossstädten wie London, Rom und Paris eine Art medizinischer Diagnose- und Prognoseform: Die Düfte, die in der Luft lagen, gaben den spezialisierten Ärzten Auskunft über Krankheiten und deren Verlauf. Man versuchte die Düfte zu beschreiben und ihre Wirkungen zu katalogisieren. In Paris hatte der Arzt Corbu den Auftrag erhalten, aufgrund seiner persönlichen Wahrnehmungen der Seine entlang eine Art Geruchsanalyse zu erstellen. Was hier von Interesse ist, ist der Aspekt, dass der Mensch eine gewisse Fertigkeit entwickelte, aufgrund verschiedener Geruchszustände Krankheiten feststellen oder im beschränkten Masse sich auch auf Krankheiten vorzubereiten. Diese Art der Analyse hat in der Tat ihre Bedeutung, sind doch ganze Epidemien mit Düften eng verbunden. Dabei denke ich als Beispiel an die Pestepidemien und den Vier-Räuber-Essig. Dieser Essig war ein Gemisch von sehr wirksamen, keimtötenden Kräutern, die vor der Pest schützen sollten.

Gerüche wurden als etwas Göttliches beschrieben, wenn sie balsamisch, aromatisch, süss und wohlriechend waren, oder man beschrieb sie als dämonisch und krankheitserregend, wenn sie ätzend, stechend und stinkend waren. Tauchten gewisse schlechte Düfte auf, wurden sie als Hinweis auf bestimmte Krankheiten gesehen.

Das Faszinierende an diesem Teil der Geschichte der Düfte besteht darin, dass die damaligen Erkenntnisse richtig waren. Sie haben grösstenteils noch heute ihre Gültigkeit. Wir wissen inzwischen, dass Düfte mit Krankheitserregern und deren Auswirkungen in engem Zusammenhang stehen. Einerseits können sich Düfte beim Auftreten bestimmter Krankheiten entwickeln, andererseits können aber Düfte auch umgekehrt Krankheiten verursachen. Düfte tragen genauso heilende Eigenschaften in sich, wie sie auch Heilungsprozesse verzögern, im schlimmsten Falle sogar verhindern können.

Damals kannten die Menschen die Krankheitserreger, all die Bazillen, Bakterien und Viren, noch nicht. Krankheiten mussten ihnen daher als etwas Unfassbares, etwas Unwirkliches oder Übernatürliches, ja Dämonisches erscheinen. Auch wenn wir heute die stofflichen Verursacher von Krankheiten kennen, so ist ihr Wirken im Empfinden des Betroffenen nach wie vor etwas Unbekanntes, Dämonisches und Dunkles. Auch sind die Krankheiten heute noch mit den gleichen Düften wie damals verbunden. Die technischen Möglichkeiten des damaligen Menschen waren ganz anderer Natur, als sie es heute sind. Hinweise, dass wir heute noch im Grunde den gleichen Gesetzen folgen wie in alten Zeiten, lassen sich gerade in der Heilkunde sehr schön finden. Die heutigen Erkennt-

nisse über die Placebowirkungen stecken noch völlig in den Kin-
derschuhen. Das wenige Bekannte weist jedoch sehr direkt darauf
hin, dass Krankheit, Heilung und Gesundheit nicht allein von
stofflichen Heilmitteln abhängig sind, sondern dass Farben, Klänge
und Düfte eine grosse Bedeutung in bezug auf die Wirkung haben,
wie sie das stoffliche Medikament für sich allein nicht haben kann.

Geschichte

Mythologie und Magie der Düfte

Inzwischen ist es über Mitternacht hinaus. Eine gute Zeit, um mich an das Thema der Mythologie und Magie der Duft- und Räucherstoffe heranzuwagen.

Leise fallen Tausende von weissen, weichen Schneeflocken. Einzeln sind sie federleicht und tanzen im Wind; erst gemeinsam haben sie ein derartiges Gewicht und entwickeln solche Kräfte, dass sie Bäume und Hausdächer erdrücken oder in Lawinen tosend, alles mit sich reissend zu Tale donnern. Diese gewaltigen Kräfte schlummern in jeder einzelnen Schneeflocke und entfesseln sich erst in ihrem Zusammenwirken.

In diesen Gedanken versunken erinnere ich mich an ein Gespräch mit einem Pater. Wir philosophierten über das Leben und den Menschen, über Gesundheit, Krankheit und Schicksal. Ich erzählte ihm von meiner Arbeit. In diesem Zusammenhang kamen wir auch auf die Duft- und Räucherstoffe zu sprechen. Was lag näher als von Weihrauch, Myrrhe und Narde zu erzählen! Wir machten uns Gedanken über die neuzeitliche Bewegung der Esoterik, der Gnostik und des «New Age». Dabei sprach der Pater einen Gedanken aus, der mich schon sehr lange beschäftigte: «Ich kann nicht alles wissen, doch ich bin überzeugt, dass vieles an Bedeutung und Schönheit verliert, wenn es zu Profanem, Gewöhnlichem, zu Enthülltem wird. Viele Geheimnisse wollen in stetem Arbeiten und Ringen um ihre Bedeutung erkannt werden. Die Geheimnisse – vor der sogenannten Allgemeinheit bewahrt – sind erst sinnvoll und von Wichtigkeit, wenn jeder Mensch sie in eigener Andacht und Demut in sein Leben einfliessen lässt.»

In allen Kulturen rund um die Welt und durch alle Zeiten hindurch spielten die Düfte in Glauben und Religionen eine zentrale Rolle. Durch sie wurde eine Verbundenheit zwischen Himmel und Erde zum Ausdruck gebracht, indem der Mensch die Düfte im täglichen Leben in seinen Glaubensbekundungen als Atem Gottes, als Atem der Schöpfung oder auch als Hauch des Todes, der Unterwelt erlebte.

Moses erhält von Gott den Auftrag, ein Salböl nach seinen Angaben zuzubereiten. Im indischen Raum wird Buddha gesegnet, indem er mit Räucherstoffen umhüllt, bekleidet ist. Sein Leben ist

Duft. Im Gilgamesch-Epos spielt der Duft im Kampf mit dem Untier der Dunkelheit eine wichtige Rolle. Der Atem der Dunkelheit ist ätzend und tödlich. Im ganzen persischen Raum dampfen die Opfer- und Bittschalen ununterbrochen voller Weihrauch, Mastix, Galbanum, Myrrhe, Storax und Narde.

Die Essener, eine ordensähnlich lebende jüdische Gemeinschaft (150 v. Chr. bis 70 n. Chr), huldigten in kontemplativen Texten dem «Engel der Luft». Für sie stellte der Engel der Luft und seine Verbindung mit uns Menschen im Atem die Verbindung mit Gott, die Begegnung mit der Weisheit und dem himmlischen Leben dar. Für die Essener ist unser Atem und in ihm der Engel der Luft der süsse, aromatisch-balsamische Duft. Es ist zugleich das Gesetz der Schöpfung, das durch ihn zum Ausdruck kommt.

Nach der Geburt Jesus treten die drei Könige, die Weisen aus dem Morgenland, zu ihm hin und beschenken ihn mit Gold, Weihrauch und Myrrhe. Jesus wird von Maria Magdalena mit dem damals schon sehr wertvollen Nardenöl gesalbt.

Nordamerikanische Indianer arbeiteten schon mit Räucherungen, während wir hier im Abendland von ihren Geheimnissen noch sehr wenig wussten. Erst durch die Ägypter und Araber ist das Wissen um die Düfte zu uns gelangt. Ohne die Alchimie der Araber gäbe es kaum ein Parfum, geschweige denn eine heilkundliche Anwendung der Düfte.

Das Sammeln, Mischen und Zubereiten der heiligen Räucherungen und Balsame war den Priesterinnen und Priestern, den Schamanen und Medizinfrauen vorbehalten. Strenge Gesetze, deren Missachtung häufig mit der Todesstrafe geahndet wurde, regelten die Art der Zubereitung und Anwendung der Duft- und Räucherstoffe.

Einiges dieser Magie früherer Epochen finden wir auch in unserer Zeit. Allein dem Bischof ist es vorbehalten, an Ostern das Chrisamöl nach altem, vorgegebenem Ritus zu mischen und zu segnen. Er ist im Besitz der Rezeptur, die wiederum nur an seinen Nachfolger weitergegeben wird. Wir können nun sagen, dass hier auch eine versteckte Machtpolitik dahintersteckt. Sicher, das Wissen wurde und wird immer wieder zu diesem Zwecke missbraucht. Doch ursprünglich lag in dieser Handlungsweise die mystischmagische Verbindung zwischen Mensch und Schöpfung verborgen. Erst im Laufe der menschlichen Geschichte und unter dem Einfluss der Machtgelüste einzelner, dann ganzer Kulturen verloren viele dieser Riten ihre eigentliche Bedeutung: Sie wurden profaniert und missbraucht. Der Sinn, der ursprünglich in diesen Handlungen lag, wurde verschüttet.

Lange bevor sich überhaupt eine sinnliche oder heilkundliche Anwendung entwickelte, galten die Düfte als Zeugnis der Anwesenheit von Göttinnen und Göttern, von Dämonen und Unterweltsgeschöpfen. Die Verwendung der Düfte als Duftwasser oder Parfum, in Reinigungsbädern oder als Heilmittel entwickelte sich erst sehr viel später.

Mit Hilfe der Düfte und der Räucherungen hat der Mensch schon immer versucht, näher zu den Göttern, zu Gott, zur Schöpfungskraft zu gelangen. Durch sie suchte der Mensch Kontakt mit den Kräften der Elemente, den Kräften der «Engel» zu finden. Symbolische Bilder und Geschichten, die im Leben des heutigen Menschen im Dunkel des Vergessens, des Unbewussten verborgen liegen, erzählen uns heute noch davon.

Mit dem Gebrauch der Düfte brachte der Mensch nicht nur die Sinnlichkeit zum Ausdruck, sondern auch die Hingabe an Gott, die Engel, die Erde und den Himmel. Der Mensch ahnte, spürte, sah und hörte, welch tiefe Geheimnisse, welch heilige Botschaften in den Düften verborgen lagen. Er versuchte sie dementsprechend in achtungsvoller und sinnerfüllter Weise zu nutzen, um ihre Botschaften aufzunehmen und sie ins irdische Leben einfliessen zu lassen. Die Wohlgerüche galten nicht nur als Stoffe zur Luststeigerung und zur Euphorisierung, als welche sie in anderen Zeitepochen missbraucht wurden. Der Umgang war vielmehr eine sakrale, heilige Handlung. Sie war Vorbereitung, um sich zu reinigen, zu befreien und zu öffnen; um als einfacher Mensch den Engeln, den Elementarkräften und dem Göttlichen leuchtend und wohlriechend entgegenzugehen. Die Riten dienten unter anderem dazu, die Kräfte zu empfangen, mit ihnen ins Zwiegespräch zu kommen. Der Duft schaffte Gemeinschaft und zeigte die Bereitschaft des Menschen, sich vom Göttlichen, von den Elementarkräften belehren und führen zu lassen. Die Menschen verstanden, mit den Duft-

und Räucherstoffen differenziert umzugehen. Sie wussten sehr genau, welcher Duft, welcher Räucherstoff oder welche Mischung sie zu einer ganz bestimmten Kraft, zu einem «Engel» oder anderen Wesen hinführte. Sie besassen die Kenntnis, welcher Duft- oder Räucherstoff zur Bitte, zum Dank oder zur Frage benutzt werden wollte. Sie wussten die Düfte als Brücke, als Mittel, einzusetzen, um ihr Bewusstsein, ihre Wahrnehmung und ihren Verstand zu beruhigen und zu besänftigen. Die Vorherrschaft des Verstandes wurde so geleitet, dass sie der Intuition, der Eingebung genügend Raum und Möglichkeiten liess. Der Mensch lernte die Duft- und Räucherstoffe so zu gebrauchen, dass er sich in diesen anderen Welten ebenso bewusst bewegen konnte, wie in der Welt des irdischen Daseins.

Wir treffen ausnahmslos in allen Religionen und Glaubensbekenntnissen die Wichtigkeit der Duft- und Räucherstoffe an. Hier im Abendland sind im Vergleich mit den asiatischen und persischen Ländern oder der Kultur der Indios und Indianer häufig nur noch Bruchstücke davon zu finden. Bei uns treffen wir noch einen kleinen Rest dieses Wissens in der katholischen Kirche an. In Hochämtern wird der Weihrauch eingesetzt. Meist geschieht dies ohne das Wissen um den ursprünglichen Sinn und Zweck. Die Idee des Weihrauchs wurde auf die Bedeutung der Opferdarbringung und Ehrenbekundung reduziert. Schon lange bevor Jesus geboren wurde, diente der Weihrauch in religiösen Zentren als Räucheropfer und als Brücke zwischen den Menschen und der göttlichen Welt. Das gleiche gilt für sämtliche Räucherstoffe. Ihre Anwendungen zeigen so feine Unterschiede, dass nicht einfach in jedem Moment jeder beliebige Stoff verräuchert werden kann. Jeder Duft und jeder Räucherstoff ist für eine bestimmte Aufgabe vorgesehen.

Schon hier drückt sich das Wissen aus: Jede Pflanze, jeder Stein, jedes Tier und jeder Mensch ist stets nur ein Aspekt, ein Ausdruck der ganzen Schöpfungsidee. Sie alle stellen jeweils eine Eigenschaft und einen Charakterzug des ganzen Schöpfungsgedankens dar. Mit Hilfe dieses Wissens entstanden all die ursprünglichen Rezepte, die dann auch wirklich nur für diesen einen Aspekt die Verbindung zwischen Erde und Himmel schufen.

Die ursprüngliche Magie der Düfte bezog sich weniger auf die Anwendung von Salb- und Parfümölen oder Balsamen, sie entsprang vielmehr in erster Linie der Anwendung von Räucherstoffen und Mischungen davon in Räucherungen.

Einer Hochblüte der Duftmagie begegnen wir bei den Ägyptern, überhaupt in den arabischen Ländern. Dieses Wissen gelangte zwischen dem 12. und dem 14. Jahrhundert in unsere Gegenden. In den Schriften von Agrippa von Nettesheim, Paracelsus und später im 19. Jahrhundert durch Eliphas Levi und Papus fanden die Überlieferungen der magischen Räucheranwendungen ihren Niederschlag. Quellen aus verschiedenen Zeiten geben für die gleichen Zwecke verschiedene Mischungen oder Rezepturen an, was oft zu Zweifeln und Missverständnissen führt. Der Grund dieser Unterschiede liegt nicht in Fehlern der Überlieferung, sondern vielmehr in den individuellen Merkmalen des Menschen, der mit den Räucherungen arbeitete. Die individuelle Wahrnehmung, der persönliche Filter jedes einzelnen Menschen im Erkennen und Umsetzen der Pflanzenbotschaften ist die Ursache für diese Abweichungen in den Angaben.

Um bestimmte Gesetze oder Zusammenhänge erkennen und formulieren zu können, benutzt der Mensch vielfach Vergleiche und Gegenüberstellungen. Dabei sucht er aus verschiedenen Bereichen vergleichbare Merkmale und Mechanismen, um mit ihnen als Entsprechungen in einem anderen Zusammenhang, z. B. in rituellen Anwendungen oder in der Heilkunde, arbeiten zu können. Ein Beispiel einer solchen Analogie ist die vergleichende Gegenüberstellung der Wochentage und der sieben Planeten: der Sonntag entspricht der Sonne, der Montag dem Mond, der Dienstag dem Mars, der Mittwoch dem Merkur, der Donnerstag dem Jupiter, der Freitag der Venus und der Samstag dem Saturn. Dieses Beispiel einer einfachen Analogie kann durch die Gegenüberstellung der sieben Erzengel, der sieben echten Metalle, der sieben heiligen Pflanzen usw. ergänzt werden.

In all diesen Analogien sind Grundprinzipien verborgen, die eine allgemeine Gültigkeit haben. Auf der Grundlage dieser Prinzipien können wir eine Rezeptur entwickeln. In all den Jahren des praktischen Arbeitens mit Düften und Räucherstoffen sind mir noch keine zwei völlig übereinstimmenden Analogien begegnet. Meines Erachtens geht es nicht darum, eine allgemeingültige Zuordnung zu schaffen. Es geht vielmehr darum, so ehrlich zu sein und einzugestehen, dass eine Analogie, mit welchem Schlüssel sie auch immer entwickelt wurde, auch die Prägung des Menschen, der sie erarbeitete, in sich birgt.

Ein Duft war stets etwas Ganzes. Ihn seinem Zweck und seinem Wesen gerecht einzusetzen, ist heute genauso eine Kunst und Aufgabe, wie sie es vor 4000 Jahren war. Es hat sich nichts vereinfacht. Im Gegenteil, es erweist sich heute als schwieriger, in dieser Art und Weise mit Düften und Räucherstoffen umzugehen, da verschiedene Duftstoffe nicht mehr zugänglich sind. Zugleich gibt es riesige Mengen an synthetischen Duftkörpern, welche die natürlichen Rohstoffe immer mehr verdrängen. Die ganze synthetische Duftwelt kommt in raschen Schritten auf uns zu. Ein weiteres Hindernis besteht darin, dass wir zum grossen Teil das ganzheitliche Denken und mit ihm das symbolische Wissen und Handeln neu entdecken, erlernen und üben müssen. Um in die ganzheitliche Betrachtungsweise hineinzuwachsen, ist es wichtig, dass der Mensch im Umgang mit den Düften bereit ist, Mythologie, Religion, Psychologie und Medizin miteinander wieder zu vernetzen. Es ist wichtig, wieder neue, der Zeit entsprechende Brücken zu bauen und aus diesen Betrachtungen heraus einen Duft mit allen seinen Möglichkeiten und seinem Wesen entsprechend einzusetzen.

Dieses ganzheitliche Wissen kam schon früher in vielen Formen und Bildern, in vielen Beschreibungen im Sinne einer mythologischen und magischen Anwendung der Düfte zum Ausdruck. Viele Aussagen sind für uns nur mehr schwer verständlich. Sie sind voller verwirrender und verschlüsselter Andeutungen, die wir heute nicht mehr oder nur sehr mühevoll entschlüsseln können. Das Finden des persönlichen, individuellen Umgangs mit den Düften und den Räucherstoffen bleibt immer auch ein Teil mystische, magisch-alchimistische und religiöse Arbeit.

Gold, Weihrauch und Myrrhe

Die Geschichte der Gaben der drei Weisen aus dem Morgenland, wie sie uns aus dem Leben Jesu überliefert wurde, ist voll tiefer Symbolik und erschliesst uns die mythologische Bedeutung der Düfte in ihrer ganzen Tragweite. Mit diesem Geschenk der drei Weisen weist uns die Bibel auf die Verbindung und Bedeutung des Menschen zwischen Himmel und Erde hin.

Alle drei Geschenke sind sehr wertvolle Gaben, mit denen die Weisen ihre Verehrung und Anerkennung bekunden. Das Gold schenken sie Jesus, weil er ein König und damit durch Reichtum gesegnet ist. Doch die Weisen aus dem Morgenland wissen mehr von diesem königlichen Kind und seinen Aufgaben. Das Gold allein genügt nicht. Sie schenken ihm Weihrauch, weil dieser göttlichen Ursprungs ist oder von Gott gesandt wurde. Weihrauch ist das Geschenk Gottes, mit dessen Hilfe der wissende Mensch mit dem Schöpfer ins Zwiegespräch treten kann. König göttlichen Ursprungs zu sein, ist zunächst eine Idee, die auf der Erde erst ihren Ausdruck im irdischen Leben finden muss. So erhält Jesus noch die Myrrhe, weil die drei Weisen wissen, dass der König, von Gott gesandt, nun Mensch geworden ist.

In dieser Erzählung treffen wir drei wichtige Symbole an, die im ganzen arabisch-persischen Gebiet damals von grosser Bedeutung waren. Das Gold steht für Reichtum und die Kraft der Sonne, des Lichtes und des Tages. Jesus ist für die drei Weisen das menschgewordene Licht, die Sonne in der Dunkelheit und das leuchtende Strahlen des geistigen Reichtums. Der Weihrauch birgt den stoffgewordenen Atem Gottes, der mit der Seele Jesu in diese Welt geboren wurde. Der Weihrauch ermöglicht, zwischen Menschen, Engeln und Gott ein Bindeglied zu schaffen. Unter dem Einfluss des Weihrauchs verändert sich das Bewusstsein und die Wahrnehmung des Menschen. Durch die leicht betäubende und hypnotische Wirkung des Weihrauchs wird der Verstand besänftigt. Er tritt in den Hintergrund und eröffnet die Möglichkeit des Zwiegesprächs, des inneren Schauens. Wir begegnen so verschiedenen Welten, jenen, die im Verborgenen schlummern, wie auch jenen, die ausserhalb von uns wirken.

Körper und Seele beginnen unter der Wirkung des Weihrauchs anders zu schwingen. Sie gleichen sich den Schwingungen der «Engel», der inneren Welten und der Schöpfungsidee an. Für viele Menschen äussert sich dies auch in einer körperlichen Reaktion: Es wird ihnen übel, oder sie werden ohnmächtig. Sie verlieren das Bewusstsein und geben sich dem unterbewussten Wirken der Begegnung hin.

In ähnlicher Weise wirkt die Myrrhe. Wo der Weihrauch eher die geistigen Brücken zu bauen hilft, schafft die Myrrhe in erster Linie die Verbindung zwischen der Seele, dem Fühlen und dem geistigen Menschen. Die Myrrhe reinigt den Körper und die Seele und macht sie frei und offen, um die Botschaften der göttlichen Welt empfangen zu können. Die Myrrhe ist Ausdruck der Reinheit und Fruchtbarkeit.

Die sieben königlichen Öle

Der Begriff der königlichen Öle ist an sich nicht ganz richtig gewählt. In jenen Zeiten, in denen die Räucherstoffe einen grossen Platz in allen zeremoniellen Handlungen einnahmen, handelte es sich nicht um Öle, sondern um Räucherstoffe. Je nach Kultur und Gegend waren diese sieben Räucherstoffe aus unterschiedlichen Pflanzen bzw. deren Harze und Balsame zusammengestellt. Solche Zusammenstellungen aus verschiedenen Gegenden waren beispielsweise:

– Weihrauch, Myrrhe, Narde, Rose, Mastix, Galbanum und Ysop;
– Weihrauch, Myrrhe, Narde, Rose, Sandelholz, Ysop und Mastix;
– Weihrauch, Myrrhe, Narde, Rose, Reseda, Zimt und Ambra.

Was auffällt, ist, dass in allen diesen Zusammenstellungen der sieben königlichen Öle Weihrauch, Myrrhe Narde und Rose zu finden sind.

Was bedeuteten diese sieben königlichen Öle oder Räucherstoffe? Einerseits waren es damals so ziemlich die wertvollsten Duftstoffe. Damit waren sie auch nur den wohlhabendsten Familien zugänglich. Ursprünglich aber durften sie ausschliesslich von

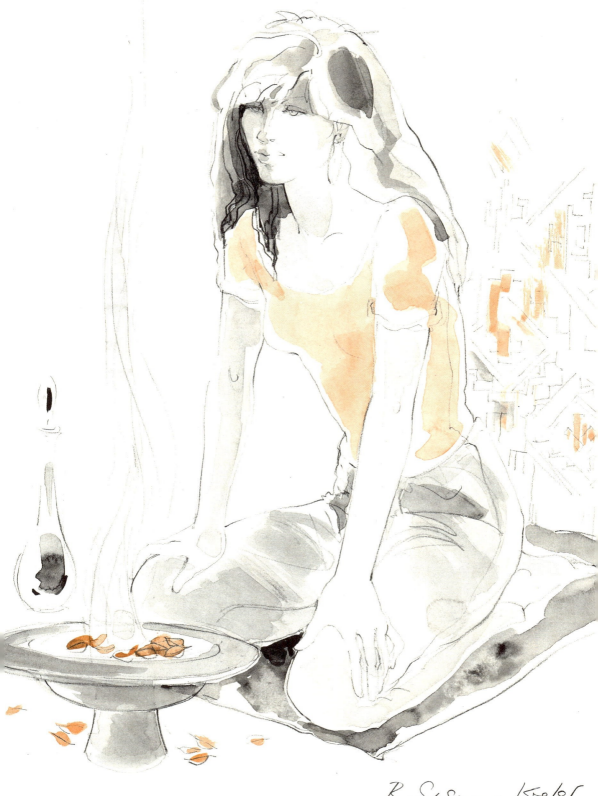

R. Susanne Krebs

Priesterinnen und Priestern verwendet werden. Damit konnte auch eine gewisse politische und wirtschaftliche Macht von seiten der Priesterschaft ausgeübt werden. Mit den sieben königlichen Ölen wurden früher die jüdischen Könige gesalbt. Andererseits verbirgt sich in der Wahl der sieben königlichen Öle ein tiefes Verständnis für die Zusammenhänge der Schöpfung und der Natur. Allein schon die Zahl sieben war eine heilige Zahl und versprach Glück und Sieg. Jedes dieser Öle wurde mit einem Tag, einer Farbe, einem Erzengel, einem Planeten, einem Ton, einem Wort und einem symbolischen Tierwesen in Verbindung gebracht. In ihren Botschaften und Ideen, die sie als einzelne Duftstoffe zum Ausdruck brachten, ergaben sie zusammengenommen die Gesamtheit der sieben Schöpfungstage.

Betrachen wir ihre Eigenschaften und Wirkungen, sehen wir gleich eine allen gemeinsame Wirkungweise: Sie haben alle eine recht starke hypnotisierende, wahrnehmungsverändernde und bewusstseinsverschiebende Wirkung.

Die Narde hat innerhalb dieser sieben königlichen Öle eine Sonderstellung. Sie verhält sich immer vermittelnd zu den anderen Ölen. Sie überbrückt Gegensätzlichkeiten. In der Narde steckt das Prinzip, den Idealzustand eines Lebewesens auszuformen und sich heranbilden zu lassen. Es ist jenes Ideal, das dem einzelnen Lebewesen in seiner Einzigartigkeit entspricht und das jeder Mensch als Grundidee zu seiner Individualität stets in sich trägt.

Zu den Zusammenstellungen der sieben königlichen Öle möchte ich noch folgendes sagen: Wir könnten nun eine Analogietabelle aus alten Zeiten mit einbeziehen und so den einzelnen Duft mit seiner Zahl, seiner Farbe, seinem Ton und Tag usw. in Verbindung setzen. Wer mit Analogien arbeitet, kennt sicher sehr gut deren Problematik, auf die ich ja bereits kurz hingewiesen habe. Ich stelle hier bewusst keine solche Tabelle zusammen, da es mir sinnvoller erscheint, wenn sich jeder damit in seiner persönlichen Art und Weise beschäftigt und so zu seinen eigenen Analogien gelangt, die dann ihre Richtigkeit für diesen Menschen zum Ausdruck bringen. Auch dies ist ein Teil des Bemühens, erneut die Verbundenheit mit der Schöpfung zu erfahren und zu erleben.

Inzwischen ist es 3.30 Uhr morgens geworden. Noch immer schneit es, und der Wind treibt ununterbrochen den Schnee vor sich her. Ich höre ein lautes Knacken im Gebälk. Es fällt mir auf, weil dasselbe Geräusch aus derselben Ecke gestern schon zu hören war. Es reisst mich aus den Gedanken und führt mich zurück in den Raum. Im Zimmer ist es recht kühl geworden. Ich muss im Ofen Holz nachschieben. Noch schwebt der Duft von Iris, Rose und Muskateller-Salbei im Raum. Ich lege mich ein wenig hin und geniesse den Duft und die Entspannung.

Gewinnung

Früher Vormittag. Ich fühle mich ausgeruht und erholt. Noch schwach rieche ich Iris, Rose und Muskateller-Salbei. Ein Rauchgeruch und der Duft der Hütte übernehmen langsam wieder die Herrschaft.

Es hat aufgehört zu schneien. Vor der Tür liegt so viel Schnee, dass ich einige Kraft aufwenden muss, um sie zu öffnen. Ein kalter, frischer Windzug streift mich, und ich atme ihn tief in mich hinein. Mit der Schneeschaufel ausgerüstet, beginne ich den Weg wieder frei zu machen. Spuren von Vögeln und anderen Tieren kreuzen sich überall. Vom Wind losgerissen, liegen graue Tannenbärte auf dem Schnee. Es sind jene Flechten, die sehr oft an Fichten und Tannen zu finden sind. Ich hebe eine auf und zerreibe ein Stück von ihr zwischen meinen Fingern. Ihr Duft steigt kräftig in meine Nase. Es riecht nach herber, trockener Erde, vermischt mit Moosgeruch und einer milden Wärme. Ich rieche diesen Duft der grauen Zottelbärte gerne. Den Rest des Tannenbartes nehme ich mit in die Hütte als einen Gast, der mich nun ebenfalls begleiten mag.

Historische Gewinnungsformen

Früher wurden auf ganz einfache Art und Weise die Duft-Räucherstoffe aus der Pflanzenwelt gewonnen. Der Mensch benötigte dazu keine Geräte. Er verwendete ganz einfach die frischen oder getrockneten Pflanzen und verräucherte diese. Erst mit der Entwicklung technischer Geräte erfuhren auch die Gewinnungsformen Verbesserungen. Mit den neugewonnenen Erkenntnissen änderten sich im Laufe der Zeit auch die Gewinnungstechniken.

Harze und Balsame

Die Gewinnung von Harzen und Balsamen war recht einfach. Man ritzte die Rinde von Bäumen und Sträuchern an und sammelte das austretende Harz und den Balsam. Weihrauch, Storax, Galbanum, Perubalsam und Myrrhe werden heute noch auf diese Weise gewonnen.

Diese wurden mit Hilfe von fetten Ölen hergestellt: Die Duft-stoffe wurden unter Wärmeeinwirkung in ein fettes Öl, Wachs oder festes Fett, das als Grundlage dient, eingelagert. Durch nachträgliches Filtern wurden die Salb- und Balsamöle noch gereinigt.

Rezept

Eine einfache Form eines solchen Salböls ist das Johanniskrautöl, das nach alter, überlieferter Form gewonnen werden kann. Damit aber gleich zu Beginn der Rezepturen keine Unklarheiten entstehen, nennen wir diese Form der Ölgewinnung «Ölauszug», also «Johanniskraut-Ölauszug».

Um den Johanniskraut-Ölauszug herzustellen, brauchen wir ein Einmachglas. Dieses füllen wir, ohne zu pressen, mit den noch geschlossenen Blüten des Johanniskrautes (Hypericum perforatum L.), giessen bis zum Rand hinauf Olivenöl über die Blüten und verschliessen das Glas gut. Nun lassen wir es während 5–6 Wochen wenn möglich an der Sonne, andernfalls an einem möglichst warmen Ort stehen.

Auf diese Weise lassen sich die verschiedensten Ölauszüge oder Salböle gewinnen. Um einige Beispiele zu nennen: Ringelblumen-Ölauszug, Rosskastanienblüten-Ölauszug, Harz-Ölauszug, Zitronenmelissenblätter-Ölauszug (nicht zu verwechseln mit dem ätherischen Öl oder besser der Essenz, siehe auch Seite 48 ff).

Diese Salböle können als Einreibe- und Massageöle oder auch zu Bädern und zur Herstellung von Salben, Pasten und Balsamen weiterverwendet werden.

Salben, Pasten und Balsame

Wurde in die Salböle Wachs, vorwiegend Bienenwachs, eingeschmolzen, entstanden Balsame. Diese haben aber nichts gemeinsam mit den Balsamen, die von den Pflanzen ausgeschieden werden. Um eine Paste zu gewinnen, wurden getrocknete und fein pulverisierte Kräuter oder mineralienhaltige Erden den Salbölen beigemischt.

Gewinrung

Um eine Salbe herzustellen, verwendete man früher je nach Gegend tierische oder pflanzliche Fette als Trägerstoffe. Ähnlich wie bei der Herstellung von Ölauszügen wurden die Pflanzen im Fett ausgezogen, jedoch meistens bei gleichmässiger Wärme über dem Feuer. Manchmal grub man die Mischungen auch in die Erde oder den heissen Sand und überliess sie eine bestimmte Zeit lang dieser Wärme. Nach dem Ausziehen wurde das Fett mit den Kräutern erwärmt, so dass es sich gut filtrieren liess.

Rezept

Um zum Beispiel einen Ringelblumen-Balsam herzustellen, brauchen wir zuerst einen Ringelblumen-Ölauszug. Davon nehmen wir z. B. 100 ml, wiegen nun 10 g Bienenwachs ab und geben es in den Ölauszug. Dieses Gemisch erwärmen wir im Wasserbad und warten, bis das Bienenwachs geschmolzen ist. Mit einem Messer rühren wir das Gemisch gut durch, nehmen mit einem Kaffeelöffel eine kleine Probe und lassen sie abkühlen. Nun prüfen wir die Festigkeit des Balsams: Sollte er noch zu flüssig sein, geben wir noch etwas Bienenwachs dazu; falls der Balsam bereits zu fest ist, fügen wir noch ein wenig Ölauszug zu. Wenn wir mit der Festigkeit zufrieden sind, füllen wir den Balsam in ein Töpfchen ab und lassen ihn mit einem Haushaltpapier bedeckt etwa 5–8 Stunden auskühlen. Erst dann verschliessen wir den Topf mit dem Deckel. Verschliessen wir den Topf sofort, ohne ihn auskühlen zu lassen, bildet sich Kondenswasser auf dem Balsam und unter dem Deckel. Damit ist die Bildung von Schimmelpilzen praktisch schon vorprogrammiert. Mit dem Ausschwitzen vermeiden wir die Bildung von Keimen und verlängern die Haltbarkeit des Balsams um ein Vielfaches.

Diese Art der Balsamherstellung ist weit über 2000 Jahre alt. Verblüffend ist auch die Haltbarkeit des so gewonnenen Balsams. Meine Frau und ich durften vor etwa 3 Jahren in einer italienischen Apotheke einen Heiligenkraut-Balsam bewundern, der gut 200 Jahre alt und noch absolut einwandfrei war.

Gewinnung

Die Gewinnung von reinen Duftölen mittels Destillation scheint erst im neunten bis zehnten Jahrhundert begonnen zu haben. In geschichtlichen Unterlagen wird in diesem Zusammenhang immer wieder auf Avicenna, den berühmten Arzt und Gelehrten (980–1037), verwiesen. Er soll erstmals Rosenblüten destilliert und damit auch zugleich Rosenwasser gewonnen haben.

In einem 1948 erschienenen Buch der «Deutschen morgenländischen Gesellschaft» erwähnt der Übersetzer, Karl Garbens, ein arabisches Rezeptbuch des Abu Yussuf Ya'qubb Ishaq al Kindi. Al Kindi soll im 9. Jahrhundert (nachweisbar bis 870) gelebt haben. Er verfasste ein Rezeptbuch, «Buch über die Chemie des Parfums und die Destillationen», in dem er unter anderem unter genauer Anweisung und Darstellung des Vorgangs die Destillation von Rosen- und Jasminblüten mittels Kürbisflaschen zeigt. Dabei geht es nicht so sehr um die absolute historische Genauigkeit dieses Berichts, sondern vielmehr darum zu zeigen, wie schwierig es ist, die historischen Fakten zu rekonstruieren.

Bekannt ist allerdings, dass die Destillationstechniken in der Hochblüte der Alchimie in vieler Hinsicht auch Auswüchse trieben, die überhaupt keinen Zusammenhang mehr mit der Idee der Destillation hatten. Hier kommt uns Paracelsus wieder zu Hilfe. Seine Verfahrensvorschriften zur Destillation haben noch heute in den Grundprinzipien ihre Gültigkeit.

Sehr bald entwickelten sich auch Pressetechniken, um aus den Pflanzen die reich vorhandenen Duftstoffe auszupressen, ohne dass dabei die Duftstoffe zerstört wurden oder verlorengingen. Heute sind die Gewinnungstechniken im grossen und ganzen in den Grundzügen dieselben, die vor 100 oder 200 Jahren schon angewandt wurden.

Expression

Von Fruchtschalen, wie Zitronen-, Bergamott-, Orangen- und Grapefruitschalen, werden durch schonendes Auspressen die ätherischen Öle gewonnen.

Wenn wir zum Beispiel in der Adventszeit die Mandarinenschalen zwischen den Fingern in Richtung einer Kerzenflamme zusammenpressen, so spritzt das ätherische Öl in die Flamme und verströmt für einen kurzen Augenblick seinen Duft noch intensiver im Raum. Allein schon beim Schälen einer Zitrusfrucht steigt uns der frische, fruchtige Duft, der durch das Pressen beim Schälen verströmt, in die Nase.

Mazeration

In erster Linie werden auf diese Art Blütenöle gewonnen. Die Blütenblätter kommen in ein Fett oder in ein fettes Öl. Anschliessend entzieht man dem Fett oder dem fetten Öl wiederum die Essenzen mit Hilfe von Alkohol.
Diese Art der Mazeration ist nicht zu verwechseln mit jener Mazeration, die bei der Herstellung von heilkundlichen Tinkturen oder Tees Anwendung findet.

Enfleurage

Dieses Verfahren geschieht nach dem Grundprinzip der Mazeration, ist jedoch sehr viel schonender. Auf eine neutrale Unterlage, meist sind es Glasplatten, wird Butter, Wachs oder ein anderes Fett aufgetragen. Auf diese Wachs- oder Fettschicht werden nun z. B. Tuberoseblüten oder Jasminblüten einzeln nebeneinander gelegt. Eine weitere beidseitig bestrichene Trägerunterlage wird auf die erste Platte gelegt. Wieder werden die Blüten einzeln nebeneinander ausgelegt. So geht es Schicht um Schicht weiter, bis 5 oder 10 solcher Schichten übereinander liegen. Je nach Blütenart werden sie täglich ausgewechselt und durch frische Blüten ersetzt, oder die Blüten werden einige Tage unter leichtem Druck zwischen den Glasplatten belassen, um erst dann erneuert zu werden. Ist nach einiger Zeit eine Sättigung des Wachses oder des Fettes mit dem Duft der Blüten erreicht, kann es entweder destilliert oder dieses Wachs wie auch das Fett als «Essence absolue de pomade» verwendet werden.

Gewinnung

Das Verfahren der Enfleurage wird heute noch bei sehr wertvollen Blüten wie z. B. Tuberose, Jasmin oder teilweise auch bei Rosenblüten eingesetzt. Es ist ein sehr schönes Verfahren, das viel Geduld, Aufmerksamkeit und Zeit benötigt.

Destillation

Wir unterscheiden grundsätzlich drei verschiedene Techniken der Destillation:

Die gewöhnliche Destillation

Das Pflanzengut wird mit Wasser oder einem Lösungsmittel (Alkohol, Petroläther) gemischt und dann destilliert. Werden flüchtige Lösungsmittel, wie die genannten, verwendet, so lösen sich auch die mitausgezogenen Wachs- und Farbstoffe der Pflanzen. Nach dem Verdunsten des Lösungsmittels bleibt dann eine salbenartige Masse übrig, die «Essence concrète». Wird nun der «Essence concrète» noch der Wachsanteil entzogen, erhalten wir die «Essence absolue».

Die Wasserdampfdestillation

Bei diesem Verfahren wird das Pflanzengut in den Kolben gehängt oder auf ein Sieb gelegt, das im Kolben angebracht ist. Vom Boden des Kolbens her wird jetzt heisser Wasserdampf ins Innere des Kolbens eingelassen. Dieser heisse Wasserdampf löst die Duftstoffe aus dem Pflanzengut und nimmt sie auf. Durch das Abkühlen des heissen Wasserdampfes trennen sich die ätherischen Öle wieder vom Wasser und können so rein gewonnen werden. Das Wasser nimmt einen kleinen Anteil der Duftstoffe auf und wird so zum Duftwasser, z. B. Rosenwasser.

Tip

In den Kursen stellen wir manchmal auch Duftwasser her. Es gibt dazu verschiedene mehr oder weniger aufwendige Möglichkeiten. Nun hatte eine Kursteilnehmerin folgende Idee: Sie nahm eine italienische Espressomaschine – gemeint sind jene Kannen in verschiedenen Grössen, die im unteren Teil mit Wasser gefüllt wer-

Gewinrung

den, das dann erhitzt wird und durch den Siebeinsatz mit dem Kaffeepulver nach oben in den Kannenaufsatz zieht und uns dort den schmackhaften «Espresso à la italiana» schenkt. Anstelle des Kaffeepulvers legt die erwähnte Kursteilnehmerin ein Fliesspapier in den Siebeinsatz. Auf das Fliesspapier gibt sie einige Tropfen einer reinen Essenz, schraubt den oberen Teil auf und erwärmt nun das Wasser ebenso, wie wenn sie Kaffee brühen wollte. Nachdem das Wasser abgekühlt ist, duftet es herrlich nach Jasmin, Veilchen, Iris oder Rose, je nach der beigefügten Essenz. Wir können diese Idee wirklich wärmstens zur Nachahmung empfehlen. Sie ist einfach Spitze!

Wenn Sie nun ihr persönliches Reinigungswasser oder ein Rasierwasser ohne Alkohol herstellen wollen, brauchen Sie lediglich die Essenzen, eine Espressomaschine und Wasser. Das nenne ich wahre Naturkosmetik!

Die Vakuumdestillation
Diese Art der Destillation ist schon recht anspruchsvoll. Dem Inneren des Kolbens wird die Luft entzogen und so ein Vakuum hergestellt. Unter diesen Bedingungen kann das Pflanzengut bei viel tieferen Temperaturen schonend destilliert werden.

Tinkturen und Infusionen

Mit Hilfe von flüchtigen Lösungsmitteln, vorwiegend Alkohol, werden in erster Linie tierische Rohstoffe wie Moschus, Bibergeil, Zibet und Ambre ausgezogen.

Resinoide

sind Duftkörper, die von den Pflanzen in Form von Harzen oder Balsamen ausgeschieden oder mittels entsprechender Extraktionsverfahren gewonnen werden.

Hydrolate

sind Zusatzprodukte, die bei der Gewinnung ätherischer Öle mittels der Wasserdampfdestillation gewonnen werden können.

Gewinnung

In der Parfumindustrie zur Produkte- und Konzentrationsbezeichnung
verwendete Begriffe:

«Essence concrète»	siehe Gewöhnliche Destillation, Seite 43
«Essence absolue»	siehe Gewöhnliche Destillation, Seite 43
«Expression»	siehe Seite 41
«Extrait»	enthält 90–96%igen Alkohol, ergibt Parfumöllösung mit 15–30% Duftölanteil
«Eau de Parfum»	enthält 85–90%igen Alkohol, ergibt alkoholische Parfumöllösung mit 8–15% Duftölanteil
«Eau de Toilette»	enthält 80%igen Alkohol, ergibt alkoholische Parfumöllösung mit 4–8% Duftölanteil
«Eau de Cologne»	enthält 70%igen Alkohol, ergibt alkoholische Parfumöllösung mit 3–5% Duftölanteil
«Splash-Cologne»	enthält 50–70%igen Alkohol, ergibt alkoholisch-wässerige Parfumöllösung mit 1–3% Duftölanteil
«Mazeration»	siehe Seite 42
«Parfumöl»	konzentrierter Duft- oder Riechstoff
«Pomade»	Produkt aus der Enfleurage (siehe Seite 42)
«Resinoid»	Extrakt aus Harzen oder Pflanzenteilen ohne Blüten (siehe Seite 44)
«Tinktur»	kalt ausgezogene alkoholische Lösung aus Pflanzenteilen (z. B. Eichenmoos) oder Tiersubstanzen (z. B. Ambre)
«Infusion»	Blütenöl, das mit Alkohol bei 65 °C ausgezogen wurde
«Creme- oder Kompaktparfum»	eine Art Balsam, aus Parfümöl, das in Wachs oder Paraffin eingebettet ist. Der Gehalt an Parfümöl beträgt 20–25% (siehe auch Seite 71, wo Sie ein Rezept finden, um eine Parfumcreme oder besser einen Parfumbalsam dieser Art selbst herzustellen).

Gewinnung

Sie werden auch als Duftwässer bezeichnet, wie Rosenwasser, Lavendelwasser, Rosmarinwasser usw. Diese Duftwässer finden sowohl in der Lebensmittel- wie der Kosmetik- und Heilmittelindustrie Verwendung.

Oleate

Werden Pflanzen oder Harze in fettem Öl mazeriert und anschliessend destilliert, so erhalten wir als öliges Restprodukt ein Duftöl, das ich, in Anlehnung an die Duftwässer, als Oleat bezeichne. Diese Oleate können zu Bädern, Einreibe- und Massageöl, zu Milchen, Cremen und Salben verarbeitet werden.

Nun ist es Nachmittag geworden. Durch diesen Teil der Arbeit begleiteten mich die Düfte des Lavendels, der Zitrone und des Basilikums. Ihre frischen, würzigen und klaren Eigenschaften taten mir wohl. Sie haben eine starke Gegenwart, die in mir noch nachklingt. Ich mache jetzt einen Spaziergang hinüber zum Hotel, denn das Bedürfnis, Menschen zu sehen, ist erwacht.

Gewinnung

Ein wenig Chemie, oder was sind Duftstoffe

Ich bin wieder zurück. Von der Kühle und Frische der Winterluft belebt, entscheide ich mich zu weiteren Versuchen mit den Düften. Dazu eine kleine Geschichte, die zu dem Kapitel passt und auch die eigenen Erlebnisse durch Anwendungen von Duftstoffen an mir schildert:

Vor einigen Jahren arbeitete ich häufig zu Hause im Keller. Während des Winters war die Kälte oft fast unerträglich. Ich musste Rosmarinöl abfüllen. Dabei verschüttete ich eine grössere Menge auf den Boden. Der ganze Raum war geschwängert von Rosmarinduft. Nach einiger Zeit wurde es mir sehr warm, ja, so warm. dass ich zuerst die Jacke und später den Pullover auszog. Mein Körper nahm die Wärme dermassen in sich auf, dass sie erst nach Stunden abnahm. Im ersten Moment dachte ich überhaupt nicht daran, dass diese Wärmeempfindung im Zusammenhang mit dem Rosmarinöl stehen könnte. Trotzdem, ich machte mir über diese Körpererfahrung Gedanken und wiederholte nach einigen Tagen, diesmal bewusst, das Ereignis des Verschüttens. Etwas dosierter tropfte ich nun etwa 3 ml Rosmarinöl auf den Kellerboden und arbeitete weiter. Es dauerte nicht lange, und die Wärmeerfahrung bestätigte sich. Da ich ein Mensch bin, der die Wärme sehr geniesst und mit der Kühle des Winters eher seine liebe Mühe hat, ist das Rosmarinöl für mich so etwas wie ein Notofen, wenn ich sehr durchfroren bin. In solchen Situationen genügen einige Tropfen des angesammelten «Sonnenfeuers» auf ein Taschentuch, um den wärmenden und belebenden Duft des Rosmarins in mich aufnehmen und mich wieder erwärmen zu können.

Um den Eigenschaften und Wirkungsweisen der Düfte etwas vertiefter nachgehen zu können, ist es wichtig, einige grundsätzliche chemische Besonderheiten der Duftstoffe zu betrachten.

Die Duftstoffe lassen sich grundsätzlich in drei Gruppen einteilen:

Die reingewonnenen Duftstoffe, vorwiegend aus der Pflanzenwelt, die in erster Linie sogenannte ätherische Öle sind. Diese Duftstoffe werden allgemein als Isolate bezeichnet.

Die halbsynthetischen Duftstoffe. Diese werden aus reinen, naturbelassenen ätherischen Ölen mit Hilfe von chemisch-physikalischen Prozessen gewonnen.

Die synthetischen Duftstoffe werden künstlich aufgebaut. Als Grundbausteine dienen Erdöl und Kohle. Die meisten dieser Duftstoffe sind der Natur nachgeahmt. Viele dieser synthetischen Duftstoffe kommen in der Natur überhaupt nicht vor und sind dann auch für unseren Organismus fremd.

Unser Interesse gilt in erster Linie den reinen ätherischen Ölen, also den Isolaten der Pflanzen- und Tierwelt.

Alle drei Gruppen lassen sich ausgehend vom chemischen Aufbau noch weiter unterteilen. Diese Feineinteilungen sind vor allem in bezug auf die ätherischen Öle sehr interessant. Hier treffen wir viele Substanzen an, die hormonähnlichen Charakter haben und auch entsprechende Eigenschaften zeigen. Manchmal sind es auch tatsächlich Grundbausteine von Hormonen. Doch davon später mehr.

Ätherische Öle

Ätherische Öle sind, wie ihr Name schon sagt, sehr flüchtig, ätherisch. Sie lieben die Wärme ausgesprochen und verlieren ihre Fähigkeit des raschen Verdunstens mit sinkender Temperatur. Echtes Rosenöl, als Destillat und nicht als Enfleurage gewonnen, wird schon bei 24°C fest. Es kristallisiert aus. Erst oberhalb dieser Temperatur kann es sein ätherisches Wesen entfalten.

Vom botanischen Gesichtspunkt her galten ätherische Öle bis vor einiger Zeit hauptsächlich als Abfallprodukte, welche die Pflanze einlagert. Allmählich wurden ihnen trotzdem einige wichtige Funktionen und Aufgaben zuerkannt. Erst in jüngerer Zeit kommt man vom Abfallproduktegedanken weg und spricht den ätherischen Ölen immer mehr eine sehr wichtige, ja beinahe zentrale Bedeutung für das Leben der Pflanze zu.

Wir treffen ätherische Öle in Wurzeln, Stengeln, Blättern, Blüten und Samen, in Hölzern und Harzen an. Manchmal sind sie auf einen bestimmten Pflanzenteil konzentriert, und dann wieder in der ganzen Pflanze zu finden.

Einige Beispiele:

Wurzel:	Baldrian, Angelika, Kalmus, Ingwer, Iris, Vetiver, Costus
Blätter:	Zitronenmelisse, Lorbeer, Eukalyptus, Pfefferminze
Blüten:	Rose, Jasmin, Tuberose, Ylang-Ylang, Ginster, Ringel-blume
Früchte:	Zitrone, Orange, Bergamotte, Mandarine, Wacholder
Samen:	Kümmel, Fenchel, Anis, Pastinak, Dill, Tonkabohne
Kraut:	Schafgarbe, Estragon, Lavendel, Rosmarin
Holz:	Zeder, Birke, Sandelholz, Rosenholz
Rinde:	Zimtrinde, Cascarill
Harz:	Toluol, Elemi, Benzoe, Copaiva, Galbanum, Weihrauch
Balsam:	Styrax, Perubalsam

Der Gehalt und die Qualität des ätherischen Öls einer Pflanze hängt von vielen Faktoren ab. Da die Pflanze auch ein Lebewesen ist und ihrer Art entsprechend gute oder schlechte Bedingungen kennt, schwanken sowohl der Gehalt als auch die Qualität oft sehr stark. Klima, Erntezeit, Bodenbeschaffenheit, Düngung und Spritzung, ja sogar Pflanzennachbarschaften wirken sich auf die Güte des ätherischen Öls aus. So hat ein Zitronenöl aus Sizilien einen anderen Charakter als ein Zitronenöl aus Spanien. Und das Zitronenöl aus Sizilien kann wiederum sehr unterschiedlich sein, je nach Anbaugebiet und Gewinnungsmethode. Zur Veranschaulichung einige Zahlen:

Pfefferminzöl
Gewinnungsmethode: Wasserdampf- oder Vakuumdestillation (evtl. mittels Lösungsmitteln wie Petroläther).
Pfefferminze enthält im Durchschnitt 1–3 % ätherisches Öl. Gehen wir von einem durchschnittlichen Gehalt von 2 % aus, bedeutet das: 1 kg Pfefferminzblätter enthält ca. 20 g ätherisches Öl. Um nun 1 kg ätherisches Pfefferminzöl rein zu gewinnen, braucht es also ca. 50 kg Pfefferminzblätter.

Ein wenig Chemie, oder was sind Duftstoffe

Mairosen-Concrète oder -Absolu

Gewinnungsmethode: Enfleurageverfahren.
Die Ausbeute beträgt ca. 0,25% «Concrète», d. h. 1 kg Rosenblü-
tenblätter ergeben ca. 2,5 g «Concrète». Um 1 kg «Mairosen-
Concrète» zu gewinnen, brauchen wir ca. 400 kg Rosenblüten-
blätter. Aus 1 kg «Concrète» lassen sich dann ca. 670 g «Rose de
Mai absolue» gewinnen.

Rosenöl, rein

Beim Rosenöl sieht es nochmals ganz anders aus.
Gewinnungsmethode: Wasserdampf- oder Vakuumdestillation.
1 kg Rosenblütenblätter ergeben ca. 0,2–0,5 g reines Rosenöl. Für
1 kg reines Rosenblütenblätteröl benötigen wir ca. 2000–5000 kg
Rosenblütenblätter. Damit die Rosenblütenblätter möglichst un-
verletzt zur Weiterverarbeitung gelangen, müssen sie von Hand
geerntet werden.

Halten wir uns im Umgang und in der Anwendung der Duftstoffe
stets die riesigen Mengen an Pflanzengut vor Augen, die notwendig sind, um ihre Essenz, ihr ätherisches Öl, gewinnen zu können.
Sie sind nicht einfach ein Konsumgut, sondern sind wirklich die
Essenz – das konzentrierte innerste Wesen – einer Pflanze. Wenn
wir uns immer wieder diese Mengen in Erinnerung rufen, die es
braucht, um 1 kg einer Essenz zu gewinnen, dann wird uns auch
klar, wie konzentriert und stark allein schon 1 Tropfen einer
solchen Essenz ist.
Um uns auch dies bildhaft vorstellen zu können, wieder ein paar
Zahlen am Beispiel der Pfefferminze: 1 g Pfefferminzöl entspricht
ca. 25 Tropfen. Auf die Pflanze bezogen heisst das: in 25 Tropfen
Pfefferminzöl sind ca. 50 g Pfefferminzblätter enthalten, oder anders herum: 1 Tropfen Pfefferminzöl ist die Essenz von ca. 2 g
Pfefferminzblättern.
Praktisch sieht das dann so aus: Wir bereiten uns eine Tasse
heisses Wasser vor. In diese Tasse mit heissem Wasser geben wir
nun 1 Tropfen Pfefferminzöl. Wir wissen, dass in diesem Tropfen
Essenz ca. 2 g Pfefferminzblätter auf kleinstem Raum enthalten
sind. Nun bereiten wir uns eine Tasse Tee zu und versuchen, 2 g

frische Pfefferminzblätter darin auszuziehen. Auch wenn wir optimale Voraussetzungen schaffen und mit Honig, Milch oder Rum den Teeauszug verbessern, erhalten wir nicht dieselbe Konzentration an ätherischem Öl im Teewasser, wie wenn wir 1 Tropfen Essenz in heisses Wasser geben. Wir müssen mindestens die doppelte Menge an frischen Pfefferminzblättern verwenden, um nur annähernd den Gehalt an ätherischem Öl zu erreichen, der in einem Tropfen reiner Essenz enthalten ist.

Warum ich hier so lange verweile, hat seine Gründe. Wenn ich so höre, wie mit Essenzen teilweise umgegangen wird, ist es mir persönlich ein wichtiges Anliegen, immer wieder darauf aufmerksam zu machen, was für eine geballte Kraft in den Essenzen liegt. Vielleicht ist es so möglich, spüren zu lassen, dass die Dosierung nicht nach dem Motto «Mehr ist besser» zu erfolgen hat, sondern nach dem Motto «Weniger wäre besser». Zudem ist immer wieder zu bedenken, dass es die Pflanzen sind, die uns das Geschenk der Essenzen anbieten. Allein schon das sollte reichen, um die ätherischen Öle mit Dankbarkeit und Achtung anzuwenden. So können sie auch wirklich Freude und Sinnesfülle, Schönheit und Gesundheit vermitteln. Wenn sie nur noch Konsumgut sind, haben sie ihre innere Qualität verloren und wirken dann allenfalls noch als chemische Stoffe im körperlichen Sinne. Ihre eigentlichen Wirkungen und Eigenschaften beinhalten jedoch sowohl Körper als auch Seele.

Die ätherischen Öle haben sowohl Lock- als auch Abwehrfunktionen, welche die Pflanze oft erstaunlich gezielt einzusetzen vermag. Vor Jahren ging durch die Fachpresse der Holzwirtschaft eine Meldung, die offensichtlich nur in wenigen Kreisen bekannt wurde: In amerikanischen Nationalparks beobachteten Förster, dass Bäume ihren Artgenossen über ihren Zustand Informationen zuspielen können. Wurde nämlich ein Baum von einem Schädling befallen, so reagierten in weitem Umkreis Bäume der gleichen Baumart innerhalb weniger Stunden auf diesen Befall ihres Artgenossen. Sie begannen schützende und abwehrende, für den entsprechenden Schädling oft tödliche Stoffe zu produzieren. In näheren Untersuchungen erwies sich, dass die Bäume sogar fähig sind, schädlingsspezifische Abwehrstoffe zu entwickeln. Sie können also aus der Art der Botschaft, die sie von ihrem Nachbarn erhalten, unterscheiden, ob der Schädling ein Pilz oder ein Käfer ist. Man ging diesem erstaunlichen Austausch weiter nach und entdeckte dabei zwei weitere, beeindruckende Tatsachen: Jene Bäume, die sich gegen den Schädling wehren, kommen ihrem befallenen Artgenossen zu Hilfe, indem sie durch die Wurzeln unter der Erde hindurch dem Leidenden Abwehrstoffe zufliessen lassen. Schliesslich stellt man auch fest, dass die Botenträger Duftstoffe sind, manchmal sehr komplexe und dann wieder äusserst einfache Grundbausteine. Diese Duftstoffe werden durch den Wind weitergetragen und können lediglich von der gleichen Baumart aufgenommen und ihre Botschaft entschlüsselt werden. Vergleichbare Beobachtungen gab es auch in Frankreich im Zusammenhang mit Eichen.

Diese Nachrichten gingen im Blätterwald unter. Erst vor ganz kurzer Zeit wurde wieder eine ähnliche Beobachtung bei Akazien gemacht. In Südafrika machte der Zoologe Wouter van Haven die Entdeckung, dass die Akazien mit Hilfe des Äthylens, eines süsslich duftenden und stark narkotisierenden Gases, bis zu 20 Meter weit ihre Artgenossen vor einem Schädlingsbefall warnen. Innerhalb weniger Augenblicke produzieren diese einen Gerbstoff, der für viele Tiere tödlich ist.

In diesem Zusammenhang drängt sich einmal mehr die Frage auf: «Wie reagieren nun die Pflanzen im Garten, im Zimmer, aber auch auf dem Felde auf unseren Umgang mit ihnen?» Ich bin sicher, dass in Kürze auch aus naturwissenschaftlicher Sicht das Prinzip dieses unterscheidungs- und reaktionsfähigen Austausches, der über verschiedene Duftkörper zwischen Pflanze und Mensch wirkt, beschrieben werden wird.

Wir wissen inzwischen aus verschiedenen Forschungszweigen, dass der Mensch in unterschiedlichen Gemütslagen auch sehr unterschiedliche Duftkörper produziert und ausscheidet. Wut und Zorn, Depression und Hoffnungslosigkeit lassen ganz andere Duftkörper entstehen als Liebe, Zuversicht und Freude.

Für unsere technikgläubige Zeit sind das vielleicht erste, zögernde Schritte, auch innerhalb der Wissenschaften die Bedeutung der Duftstoffe als Botenträger in ihrem ganzen Umfange vermehrt

Ein wenig Chemie, oder was sind Duftstoffe

anzuerkennen. Es dürfte auch nur noch eine Frage der Zeit sein, bis ein feinstoffliches, nervenartiges Informationsnetz unter allen Lebewesen entdeckt und beschrieben wird. Ein Netz, über das wir alle – Menschen, Tiere und Pflanzen – in ständigem Zwiegespräch stehen. Die ätherischen Öle und mit ihnen auch andere Duftstoffe stellen jedenfalls ein solches feinstoffliches Gefüge dar, über das wir tatsächlich miteinander verbunden sind. Die Düfte schweben in der Luft und sind auch noch in kleinsten Verdünnungen wahrzunehmen. Auch wenn unsere Nase oft einen Duft nicht mehr wahrnimmt, gleitet er dennoch in uns hinein und erzählt uns von seiner Idee. Unbewusst nehmen wir ihn auf und reagieren darauf. Ein einzelnes ätherisches Öl einer Pflanze enthält zahlreiche, verschiedenartige Substanzen. Ätherische Öle stellen Stoffgemische dar, die sich aus einzelnen, bei bestimmten ätherischen Ölen weit über hundert chemischen Stoffen zusammensetzen. Würde auch nur ein Stoff fehlen, so würde sich der Duftcharakter verändern. Rosmarinöl aus Tunesien setzt sich, soweit man sie im einzelnen bis heute kennt, allein aus 144 Einzelsubstanzen zusammen. Kamillenöl weist 19 verschiedene Farbstoffe auf, und hinzu kommen noch zahlreiche andere Substanzen. Alle diese einzelnen Stoffe sind mehr oder weniger komplizierte chemische Verbindungen Jeder dieser Stoffe ist Träger einer Botschaft, und zusammen ergeben sie dann den Gesamteindruck, die «Gesamtidee», die einzigartig und nur in dieser Zusammensetzung vorhanden ist.
Alle ätherischen Öle sind in Fett, fettem Öl oder Wachs ebenso wie in flüchtigen Lösungsmitteln wie Äther, Petroläther, Alkohol und Chloroform sehr gut löslich. In Wasser lösen sie sich kaum. Lediglich ein ganz kleiner Anteil wird vom Wasser aufgenommen und gebunden. Praktisch bedeutet das, dass wir im Tee, z. B. in einem Pfefferminztee, nur einen ganz geringen Teil des ätherischen Öls aus der Pflanze ausziehen, nämlich lediglich ca. 0,1 –0,5 % des Gesamtgehaltes, den Rest an ätherischem Öl sieben wir mit den Blättern wieder ab und geben ihn auf den Kompost.

Tip
Wenn wir während des Ausziehens aromatisch duftender Kräuter (Pfefferminze, Kamille, Zitronenmelisse, Orangenschale, Anis

Ein wenig Chemie, oder was sind Duftstoffe

usw.), also bevor wir sie abseihen, etwas Honig, Zucker, Milch oder einen Mokkalöffel voll Schnaps (z. B. Rum) beigeben, so wird sehr viel mehr an ätherischem Öl im Teewasser gelöst.

Da die ätherischen Öle sehr fettfreundlich sind, können sie, ausser durch die Nase, auch durch unsere Haut sehr gut aufgenommen werden. Sie gelangen durch die Hautporen und werden von den kleinen Blutbahnen, den Kapillargefässen, die unmittelbar unter der Hautoberfläche liegen, ins Innere unseres Organismus befördert. Hier entfalten die ätherischen Öle ihre Wirkungen, ebenso wie sie es bereits auf der Hautoberfläche tun.

Alle ätherischen Öle haben mehr oder weniger stark entzündungshemmende, desinfizierende und durchblutungsfördernde Eigenschaften. Wir kennen einige ätherische Öle, die den herkömmlichen Desinfektionsmitteln um vieles überlegen sind, z. B. Thymian, Zitrone, Lavendel und Tea Tree, aber auch das aus dem Harz der Fichte, Kiefer oder Lärche gewonnene Harzöl. Andere ätherische Öle zeigen starke antibiotische Eigenschaften, die sich mit dem Penicillin ohne weiteres messen können, so z. B. Knoblauchöl, Zwiebelöl und wieder das Harzöl.

Neben den ätherischen Ölen gibt es noch einige weitere pflanzliche Duftstoffe. Flechten, wie Bartflechte oder Eichenmoos, enthalten keine ätherischen Öle, so wie sie von der Chemie beschrieben und definiert werden. Hier treffen wir Duftkörper an, die in Form von Bitterstoffen, Gerbstoffen und duftenden Farbstoffen in der Pflanze aufgebaut und eingelagert werden. Um diese Duftstoffe gewinnen zu können, werden die Pflanzen meistens nicht destilliert, sondern in Form von Tinkturen oder Infusionen verarbeitet.

Auf dem Markt werden zurzeit zahlreiche ätherische Öle als echte Essenzen im Sinne pflanzlich gewonnener Essenzen angeboten. In vielen Fällen sind sie entweder mit Alkohol oder einem fetten Öl verdünnt oder dann mittels anderer Duftstoffe halbsynthetisch oder synthetisch nachgeahmt. Der Laie kann die Reinheit der Essenzen lediglich mit der Nase prüfen, vorausgesetzt er hat ein mehr oder weniger gutes Geruchsempfinden. Alkohol kann man am Geruch erkennen. Mit fetten Ölen verdünnte Essenzen hinterlassen auf einem Fliesspapier Flecken, während reine, unverdünnte oder lediglich mit Alkohol verdünnte Essenzen keine Flecken hinterlassen. Andere Öle, wie z. B. das echte Rosenöl, sind bei Zimmertemperatur, also bei 20°C, fest. Auch zahlreiche «Absolue» und «Concrète» sind fest oder bei Zimmertemperatur höchstens dickflüssig; dazu gehören z. B. Lavendel-Absolue, Iris-butter u. a.

Mit dem neuerwachten Interesse und Bedürfnis nach natürlichen Heilmethoden stösst der Laie sehr bald auch auf die Essenzen, d. h. auf Duftstoffe oder ätherische Öle. Er wird rasch merken, dass es sehr schwierig ist, sich in diesem Markt zurechtzufinden. Eine einheitliche Deklarationspflicht gibt es zurzeit noch nicht. Auch die Begriffe der Reinheit und Echtheit, der Natürlichkeit usw. werden sehr unterschiedlich ausgelegt. Vor einigen Jahren unterbreitete ich der schweizerischen Werbekommission auf ihre Anfrage hin einen Vorschlag zur Deklarierung von Essenzen. Dieser Vorschlag wurde dann auch angenommen und beinhaltet folgende Begriffsdefinitionen:

Angabe des Herkunftslandes soweit bekannt.

«Echt» = durch entsprechende Gewinnungsverfahren (Destillation/Extraktion) aus Pflanzen oder von Tieren gewonnen, ohne artfremde Zusatz- oder Hilfsstoffe und ohne Beimischung synthetischer Stoffe, also der reine Auszug aus der Pflanze oder dem tierischen Rohstoff.

«Synth.»/«Synthetisch» = mit Hilfe synthetischer Stoffe künstlich der Natur nachgeahmte Düfte oder Phantasiedüfte.

«Comp.»/«Composition» = durch Mischen von echten und/oder synthetischen Duftstoffen der Natur nachgeahmte oder Phantasie-Duftkompositionen.

Verdünnung ist zu deklarieren unter Angabe des Lösungsmittels, seines Gehalts und seiner Konzentration.

Ein wenig Chemie, oder was sind Duftstoffe

Jedes Jahr bin ich mindestens eine Woche einfach in der freien Natur unterwegs. Dabei nehme ich lediglich Rucksack, Schlafsack, etwas Brot und Honig, ein wenig Salz, Pfeffer, Öl und Essig mit, an Kleidern so wenig wie möglich und an sogenannten Hygieneartikeln praktisch nichts. Der Speiseplan setzt sich hauptsächlich aus den Wildpflanzen zusammen, die ich finde. Es gibt Suppen, Salate, mit Kräutern belegte Brote, Früchte und je nach Jahreszeit und Gegend manchmal Pilze. Die Körperhygiene reduziert sich auf ein Minimum, je nach Wassermenge, die gerade zur Verfügung steht. Als ich einmal von einer solchen Woche nach Hause kam, dachte ich, im Zug müssten die Menschen doch über die von mir verströmten Gerüche die Nase rümpfen. Meine Frau holte mich am Bahnhof ab. Wir umarmten und freuten uns. So ziemlich das erste, was ich von ihr zu hören bekam, war, dass ich so gut dufte – nach Wald, Wiese und Feuer, einfach nach Natur. Diese Düfte blieben offenbar an mir und den Kleidern haften und durchdrangen alles, vermischten sich mit meinem eigenen Körpergeruch derart, dass die vermeintlich unangenehmen Gerüche überhaupt nicht hervortraten. Noch nach zwei Tagen, einem guten Bad und einem weichen Bett war der Duft an mir. Anscheinend waren die Düfte der Natur nicht nur auf das Äussere beschränkt, sie waren auch in mir.

In dem soeben geschilderten kleinen Erlebnis wurden andere Arten von Stoffen wirksam, die mit den ätherischen Ölen an sich nur mehr die Eigenschaft des Duftens gemeinsam haben. Der Mensch kann, wie die Pflanze oder das Tier, sich mittels Düften äussern und Stimmungen, Gefühle, Wahrnehmungen und Erlebnisse durch Duftstoffe ausdrücken und unterscheiden. Wir Menschen reagieren aufeinander u. a. aufgrund der Düfte, die wir ausscheiden. Bei diesen Stoffen handelt es sich um sogenannte Pheromone.

Pheromone

Diese Duftstoffe sind mit den Hormonen sehr nahe verwandt und haben zum Teil sehr ähnliche Eigenschaften und Aufgaben. Wie die ätherischen Öle sind die Pheromone Schutz- und Lockstoffe. Wir sprechen dabei auch von Sexuallockstoffen. Meist sind es nur einzelne Moleküle, die in unsere Nase gelangen und so unmittelbar und unverfälscht ihre Botschaft zum Zentralnervensystem weiterleiten.

Die Nase, der Geruchssinn, steht in direkter Verbindung zum Gehirn und zwar zum entwicklungsgeschichtlich ältesten Teil unseres Wesens, dem sogenannten limbischen System. Dieses limbische System steuert die Gefühle und Triebe, die uns bewegen und beschäftigen. Bei vielen Tieren, wie bei den Fischen, Schlangen und Echsen, ist dieser Teil des Gehirns sogar sehr ausgeprägt vorhanden. Bei uns Menschen wurde er früher auch als Riechhirn bezeichnet – ein Hinweis darauf, dass wir einst viel feiner und intensiver mit unserer Nase riechen konnten, als dies heute der Fall ist. Früher war der Geruchssinn auch für den Menschen einer der wichtigsten Orientierungssinne. Der Mensch nimmt immer noch Witterung auf, was etwa in Formulierungen wie «ich wittere Gefahr» zum Ausdruck kommt. Wenn wir mit der Nase schnuppernd in eine Küche treten und so den Geruch der Speisen und Gewürze in uns aufnehmen, ist das eine tiefwurzelnde Reflexbewegung, die mit dem Witterung-Aufnehmen identisch ist.

Die meisten Reaktionen auf Düfte laufen in uns beinahe völlig unbewusst ab. Es sind reflexartige Reaktionen, die wir uns sehr schwer bewusst machen, geschweige denn sie bewusst steuern können. Mit jedem Atemzug kommen wir mit einer Vielzahl von unterschiedlichsten Duftstoffen in Berührung. Wir sind nicht fähig, auf jeden einzelnen Duft sofort zu reagieren. Unbewusst filtern wir bestimmte Düfte, die uns aus irgendwelchen Gründen nicht ansprechen, heraus. Unsere Aufmerksamkeit schenken wir lediglich jenen Düften, die uns im guten oder schlechten Sinne erregen.

Da nun jedem Wesen sein individueller Duft eigen ist, ist der Duft zugleich auch ein Artenerkennungszeichen. Tiere markieren mit Duftstoffen und bezeichnen so ihr Revier. Zugleich geben sie durch den Duft zu erkennen, ob sie geschlechtsreif sind.

Jede Wohnung hat ihren eigenen Duft, der durch die Menschen, die darin wohnen, geprägt ist. In der einen Wohnung fühlen wir uns sofort wohl, und der Duft fällt uns nicht weiter auf. In anderen Wohnungen müssen wir uns zuerst mit dem Duft anfreunden, die

Ein wenig Chemie, oder was sind Duftstoffe

58

Botschaft, die er uns unbewusst mitteilt, entschlüsseln, oder aber den Duft einfach aus unserer Wahrnehmung herausfiltern. Wir versuchen uns zu erinnern, mit welchem Erlebnis wir ihn verknüpfen oder wann uns dieser Duft schon einmal begegnet ist. Ist es ein angenehmes Erlebnis, an das uns der Duft erinnert, fühlen wir uns wohl. Weckt der Duft aber schlechte Erinnerungen, vielleicht auch nur unbewusst, so gehen wir in uns unwillkürlich in Schutz- und Abwehrstellung.

Auch bei diesen Düften handelt es sich praktisch immer um Mischungen. Auf den einzelnen Menschen bezogen, ist die Mischung einzigartig, auch wenn die Grundkörper bei allen Menschen dieselben sind. Der mengenmässige Anteil der einzelnen Duftkomponenten ist so verschieden, wie es die Menschen sind. Der persönliche Duft ist zugleich auch eine Art Fotografie oder Handschrift, gleich dem Fingerabdruck dieses bestimmten Menschen. Eine Mutter kann mit verbundenen Augen aus zehn Neugeborenen allein am Duft ihr Kind erkennen. Umgekehrt erkennt das Neugeborene seine Mutter an ihrem Geruch. Der Geruch der Mutter war dem kleinen Menschen schon im Mutterleib bekannt. Dieser Geruch bedeutet dem Säugling Wärme, Geborgenheit und Nahrung. Die Quelle zur Befriedigung dieser Grundbedürfnisse war der Mutterleib, der Säugling kann das nicht einfach ablegen. Er erkennt einen für ihn fremden Menschen am Geruch. Das Kleinkind möchte ein Tüchlein, das den Duft der Eltern trägt («markiert» ist), mit ins Bett nehmen. Dies hilft ihm, wenn es traurig ist oder sich hilflos und schutzlos fühlt. Pheromone sind im stofflichen Bereich die Bindeglieder zum seelischen Leben und Erleben.

Wenn wir einem geliebten Menschen begegnen, beginnt unbewusst, zum Teil durch das limbische System gesteuert, eine vermehrte Produktion und Ausschüttung von ganz bestimmten Pheromonen. Sie beinhalten in erster Linie erotische und sexuelle Botschaften. Sie werden zu Lock- und Signalstoffen, auf die dann das Gegenüber entsprechend reagiert. Liebt er uns auch, so ist für ihn unser Geruch angenehm, ja anregend. Er produziert und schüttet ebenfalls vermehrt Sexuallockstoffe aus. Die Liebe wird durch die Duftstoffe, die an unsere Hautoberfläche dringen, massgebend bestimmt. Es ist ein gegenseitiges Spiel der Düfte, die sich berühren und ineinander übergehen. Wie war das doch gleich mit der Wendung «jemanden riechen» oder eben «nicht riechen können»?

Wenn wir einzelne solcher Pheromone in ihrer Wirkung betrachten, erkennen wir, dass es Stoffe gibt, die z. B. starke euphorisierende Wirkungen zeigen. Auf der anderen Seite können solche Stoffe auch lähmende, schmerzstillende oder schmerzauslösende Eigenschaften besitzen.

Pheromone treffen wir nicht nur im Tierreich an. Auch im Pflanzenreich gibt es eine recht grosse Anzahl von Pheromonen. Hinzu kommen im Pflanzenreich die sogenannten Phytohormone oder Phytosterole, wie sie mit dem Fachbegriff heissen, die mit den menschlichen und tierischen Hormonen sehr nahe verwandt sind. In vielen ätherischen Ölen treffen wir als Bestandteile Grundkörper von Hormonen an, so z. B. sogenannte Indolverbindungen oder Sesquiterpene und viele andere mehr. Sie spielen im Längenwachstum, in der Samenkeimung oder im herbstlichen Blattfall, in der Blütenbildung und Zellteilung eine wichtige Rolle. Wir finden auch Eiweissverbindungen, sogenannte Amine, die als Lockstoffe eine Rolle spielen. Unter diesen Eiweissverbindungen entdecken wir einen Stoff der eine Art Bindeglied zwischen der Tier- und Pflanzenwelt sein könnte. Dieser Stoff wird als Trimethylamin bezeichnet. Beim Menschen heisst dieser Stoff auch Scheidensekret, weil er sich bei der Frau vermehrt in der Scheide ansammelt. Der Mann scheidet dieses Sekret ebenso aus, es ist am weisslichen Belag unter der Vorhaut des Penis erkennbar. In der Pflanzenwelt finden wir diese Substanz z. B. in den Weissdornblüten, im Kalmus, im Hopfen oder in der Blüte der Eberesche. Wer schon einmal an einem blühenden Weissdorn gerochen hat, dem dürfte dieser Duft bekannt sein: was hier zu riechen ist, ist hauptsächlich dieser Lockstoff. Wenn wir über einen Fischmarkt gehen und den Duft riechen, der über den Ständen schwebt, so erkennen wir wieder diesen Lockstoff, jedoch für viele Menschen in einer Konzentration, die sie als unangenehm, ja sogar als Gestank bezeichnen.

Diese Eiweissverbindung ist als Sexuallockstoff von zentraler Bedeutung. In ganz schwachen Verdünnungen hat er stark erotisierende Eigenschaften. Ist die Konzentration erhöht, so wird dieser

Duft für unsere Nase sehr bald abstossend, ja penetrant. Bei den Duftstoffen, die wir von Tieren gewinnen, handelt es sich mit wenigen Ausnahmen um Sexualdrüsenstoffe. Es sind Markier- und Lockstoffe, die zur Gruppe der Pheromone gehören. Moschus, Zibet und Bibergeil sind Beispiele dafür. Amber, das vom Pottwal ausgeschieden wird, und als graue bis schwarze Masse an der Meeresoberfläche schwimmt, enthält sogenannte Sterine. Diese gehören zu den Hormonen und haben im Vorgang der Zellteilung eine sehr wichtige biologische Bedeutung. Sie sind auch unter die Sexualhormone einzuordnen.

Vor diesem Hintergrund ist es nicht verwunderlich, dass vielen Pflanzen eine mehr oder weniger starke euphorisierende und sinnlich-erotisierende Wirkung zugesprochen wird. Viele Pflanzenessenzen verändern durch ihre Anwesenheit in Räumen, auf Kleidern, in Bädern oder Salben unsere Drüsentätigkeit. Unsere Wahrnehmung und unsere Empfindung werden verändert und in die Richtung gelenkt, die der Idee der Essenz zugrundeliegt. In wunderschöner Art und Weise können wir die Essenzen so als Heilmittel und als sinnesverfeinernde Stoffe nutzen. Wir können sie als Boten, als Übermittler, sinn- und lustvoll in unseren Alltag mit einbeziehen und so ihre tief wirksame, im Menschen gut einprägsame und verständliche Sprache sprechen lassen.

Phytonzide

Im Zusammenhang der Botenstoffe, wie sie ätherische Öle oder Pheromone darstellen, gibt es noch einen weiteren Begriff, den ich hier der Vollständigkeit halber erwähnen möchte. Es ist der Begriff der Phytonzide.

Mit diesem Begriff werden ganz bestimmte Stoffe bezeichnet, welche die Fähigkeit zur Herstellung einer Kommunikation zwischen gleichartigen Pflanzen besitzen. Phytonzide sind Substanzen, die vor allem in ätherischen Ölen zu finden sind. Die Phytonzide stellen ein Forschungsgebiet dar, das hier im Westen eher stiefmütterlich behandelt wird und um das man sich bis heute kaum kümmerte. In Russland und anderen Oststaaten sind sie schon seit vielen Jahren ein wichtiger Gegenstand der Forschung. Die Erkenntnisse und Ergebnisse sind sehr spannend. Wenn sie an sich auch nur mystisches oder intuitiv wahrgenommenes altes Wissen bestätigen, so sind sie dennoch oder gerade umso mehr von Bedeutung: Sie helfen vieles klären und können vielleicht auch dazu beitragen, im Umgang mit der Natur und speziell mit der Pflanzenwelt andere Wege als den Weg der Ausbeutung einzuschlagen.

Ganz kurz habe ich die Eigenart der Phytonzide bereits gestreift. Die Pressemeldung im Zusammenhang mit der Fähigkeit von Bäumen, einander mittels verschiedener Stoffe Botschaften zukommen zu lassen, berührt eben diesen Forschungsbereich der Phytonzide. Um dieses Thema abzurunden, seien hier noch zwei weitere Beispiele angeführt, die dazu verhelfen mögen, sich im Umgang mit den Essenzen immer dessen bewusst zu bleiben, dass der Ursprung der Essenz, die Pflanze, ebenso ein erlebnis- und reaktionsfähiges Lebewesen ist.

Werden Zwiebeln zum beschleunigten Keimen gebracht, indem ihnen optimalste Bedingungen geschaffen werden, so beginnen Zwiebeln, die sich im gleichen Raum in einiger Entfernung davon unter viel schlechteren Bedingungen befinden, in viel kürzerer Zeit zu keimen als eine Vergleichsgruppe von Zwiebeln, die unter ebenso schlechten Bedingungen in einem andern Raum sind. Wird im Versuchsraum die Entfernung zwischen den optimal gehaltenen und den unter schlechten Bedingungen gehaltenen Zwiebeln verändert, verändert sich auch die Zeit der beschleunigten Keimung in der Gruppe, die die schlechteren Bedingungen hat.

In einer anderen Untersuchung stellte man fest, dass Krankheitskeime, die in einem verschlossenen Glas auf Nährböden vermehrt wurden, in ihrer Vermehrung Verzögerungen zeigten und teilweise sogar zum Stillstand kamen, wenn einige Krankheitskeime entnommen und sie durch Einwirkung von Knoblauchauszügen in ihren Lebensfunktionen blockiert wurden.

Es scheint sich hierbei ebenfalls um Stoffe zu handeln, die wir vorwiegend in den ätherischen Ölen antreffen. Doch wie es möglich ist, dass selbst unter geschlossenen Bedingungen diese Informationen weitergegeben werden können, ist noch völlig

Ein wenig Chemie, oder was sind Duftstoffe

unklar. Für uns von Bedeutung ist, dass es einmal mehr die ätherischen Öle sind und damit die Duftstoffe, die als Botschafter wirksam werden und die Funktion der Vermittlung und Übertragung erfüllen.

Die Duftstoffe im Alltag

Meine Frau und ich sind oft in Italien unterwegs. Manchmal ist es die Gegend um Assisi und Perugia und manchmal um La Verna-Bibbiena, wo wir wandern, das italienische Wetter und die vielen Düfte geniessen. So kommen wir einmal auch ins kleine Dorf San Stefano. Die Sonne scheint, und die Wärme zwingt uns, kühle Orte aufzusuchen. Unsere besondere Aufmerksamkeit gilt all den Parfümerien. So gehen wir auch hier in die örtliche «Profumeria» und lassen uns die verschiedenen Parfums, After Shaves und Eau de Toilettes zeigen. Ich lasse mir ein After Shave auf den Unterarm auftupfen, begutachte es und muss sagen, dass es mir wirklich sehr gut gefällt. Es geht schon in Richtung «mutig und gewagt». Hölzer und Moose, verbunden mit einer angenehmen Süsse und leichten Frische, wecken mein Interesse. Ich nehme ein kleines Muster mit.

Abends im Zimmer angekommen, nach einer erfrischenden Dusche legen wir uns ins Bett. Allmählich entwickelt sich ein eigenwilliger Duft im Raum und um mich herum. Meine Frau beginnt an mir zu schnuppern. Der ganze Körper duftet nach dem After Shave. All die Hölzer und Moose, die ganze süsse Frische strömt aus meinen Poren. Lachend hole ich das Muster hervor, und wir riechen am kleinen Fläschchen. Es ist derselbe Duft, unverändert und klar.

An den Namen erinnere ich mich nicht mehr, doch dieses After Shave suche ich nun schon seit bald vier Jahren.

Parfum

In jüngerer Zeit, etwa im 18., 19. Jahrhundert und auch noch anfangs des 20. Jahrhunderts, erlebten die Düfte eine Hochblüte. Diese stand sowohl im Zusammenhang mit der Entwicklung der Parfumherstellung als auch mit der Heilkunde an sich.

Lange bevor sich Frankreich zur Hochburg der Duftstoffe entwikkelte, waren an italienischen Höfen und im Leben der illustren italienischen Gesellschaft zahlreiche Pomaden und Duftwässer bekannt. Italien fertigte schon früh wertvolle Seifen, angeführt von der noch heute vielgerühmten «Florentiner Seife». Diese

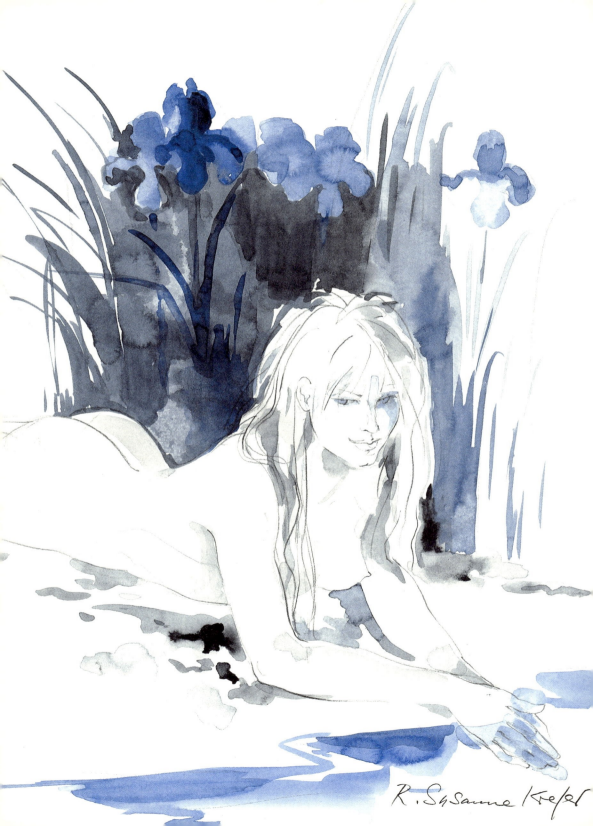

R. Susanne Krebs

Seife mit dem zarten Duft der «Florentiner Iris» ist eine der feinsten überhaupt. Mit diesen Seifen wurde im damaligen Europa ein schwunghafter Handel betrieben; ganzen Bergdörfern und grösseren Gebieten, hauptsächlich der toskanischen Landbevölkerung, sicherte der Anbau der Iris Einkommen und Lebensunterhalt. Die ersten Pomaden gelangten dann von Italien ins französische Grasse, und bald wurde auch das Eau de Cologne kreiert – zwei Voraussetzungen, die der Parfumindustrie zu ihrer rasanten Entwicklung verhalfen. Die Pomaden und Duftwässer lösten den Gebrauch der duftenden Puder ab und wurden an den Höfen des französischen Adels sehr rasch zu gefragten Produkten. Die ersten Duftsubstanzen konnten synthetisiert werden, und damit begann der Siegeszug des Parfums. Mit dem Aufkommen der synthetischen Chemie konnte zum Beispiel der Irisduft sehr viel billiger nachgeahmt werden. Das Interesse am natürlichen Irisduft aus der Toskana schwand zusehends. Die Iriswurzel und ihr natürlicher Duft waren nicht mehr gefragt. Damit entfiel ein beträchtlicher Teil des Einkommens der ohnehin schon eher ärmlichen Gegenden. Die Menschen verliessen ihre Dörfer nun erst recht und wanderten in die grossen Städte ab. Die Folgen sind zum Teil noch heute in zahlreichen Bergdörfern der Toskana unmittelbar zu sehen. Erst in den letzten Jahren wird der Irisanbau in dieser Region – dank der verstärkten Nachfrage nach natürlichem Irisöl – wieder vermehrt gepflegt. Die Parfumindustrie stellte den Unterschied zwischen natürlichem und synthetischem Irisöl fest, und die sensiblen Nasen der Parfumeure wandten sich zur Komposition wertvoller und schöner Parfums wieder dem echten Irisöl zu.
Die Möglichkeiten der synthetischen Chemie lösten aber zunächst eine wahre Euphorie aus. Man war nicht mehr allein auf die Gunst fremder Länder und die Anbaugebiete von Duftstofflieferanten angewiesen, sondern konnte beispielsweise den Duft des wertvollen Moschus beinahe zum Verwechseln ähnlich nachahmen. Hochwertige und wunderschöne Parfums wurden entwickelt. Es waren Kunstwerke, mit denen sich der Mensch kleidete und auszeichnete, Kunstwerke, mit denen jede Generation und jeder einzelne Mensch seine Eigenart und Einmaligkeit im Wesen unterstrich. Daran hat sich bis heute nichts geändert. Jede Zeitepoche

Die Duftstoffe im Alltag

zeigt ihre Grundduftnoten und ihre Parfumrichtungen, die natürlich zugleich mit den Modeströmungen in der Kleidung, der Malerei und der Musik eng verknüpft sind.

Der ganze Bereich der Hygiene- und Toilettenartikel entfaltete in
dieser Zeit eine unüberschaubare Variationsvielfalt. Mit der Entwicklung der Cremen und Milchen am Ende des 19. Jahrhunderts
machte die Körperpflege einen riesigen Fortschritt. Aus dieser
Entwicklung zog nicht zuletzt auch die Herstellung medizinischer
Zubereitungen grossen Nutzen. Erst dadurch wurde es möglich,
die reinen Fettsalben teilweise zu ersetzen und mit den feineren
Cremegrundlagen Medikamente herzustellen.

Die Herstellungstechniken von Cremen und Milchen haben inzwischen für den Laien unüberschaubare Formen angenommen. Eine
klare Abgrenzung zwischen «Naturkosmetik» und konventionel-
ler Kosmetik ist meist nicht möglich. Es werden praktisch in allen
Kosmetika Hilfs- und Zusatzstoffe verwendet, die teils vollsyn-
thetischer und teils halbsynthetischer Natur sind.

Die technischen Gewinnungsverfahren der Duftstoffe wurden um
vieles verfeinert und ermöglichten es so, hochwertige Pflanzen-
düfte in die Parfums mit einzubauen, die vorher nicht zugänglich
waren. Es galt, möglichst reine, natürliche Duftstoffe mit synthetischen Duftkörpern zu verbinden. Wo vorher die Nachahmung,
die Imitation, als die hohe Kunst der Parfumerie galt, wurde sie
jetzt zur Kunst der Zusammenführung rein gewonnener Stoffe.

Die Kunst der Nachahmung von natürlichen Blütendüften hatte
vorher lediglich verschiedene Erden, Mineralien, Pflanzen und
tierische Rohstoffe als Ausgangsprodukte. Es war ein geachteter
Beruf, Blütendüfte nachzuahmen. Wenn wir heute eher abschät-
zig von synthetischen Duftstoffen oder deren Komposition zu
Blütendüften reden, so sollten wir uns bewusst bleiben, dass das
Kopieren eines solchen Duftgemischs eine präzise und feine Nase,
viel Phantasie und Vorstellungsvermögen, Duftstoffkenntnisse,
Kombinationsgabe und Einfühlungsvermögen in den Mischungs-
prozess bedingen. Es ist genauso eine Kunst geblieben, wie sie es in
den arabischen Ländern viele hundert Jahre zuvor schon war.

Das Schaffen eines neuen Parfums können wir ohne weiteres mit dem Komponieren eines Musikstücks oder dem Malen eines Gemäldes vergleichen. Die Bedingungen und Voraussetzungen haben sehr viel ähnliches. Anstelle der Noten oder Farben sind die Düfte das Arbeitsmaterial. Beim Komponieren eines Parfums geht es stets darum, einer Idee, einem Erlebnis oder einer Erinnerung Ausdruck und Form zu verleihen, Gefühle und Gedanken, Begegnungen und Bilder einzufangen und in gewissem Sinne zu verewigen. Die Duftnoten wirken als Überbringer von Botschaften, die in uns zum Erklingen kommen und uns auf diese Weise mit dem Menschen, der die Komposition geschaffen hat, in Einklang führen sollen. Der Inhalt dieser Duftbotschaft soll so zusammengefügt sein, dass er von unserem Unterbewusstsein entschlüsselt und erkannt werden kann. Das wiederum setzt voraus, dass die Ideen und Botschaften der einzelnen Duftkomponenten demjenigen, der sie zum Parfum zusammenfügt, bekannt sind oder dass er sich in sie sehr gut einfühlen kann. Diesen Prozess können wir wieder mit dem Zusammenführen von Musiknoten oder dem Mischen von Farben vergleichen. Der Komponist möchte einem Erlebnis oder einer Empfindung ein Musikstück widmen. Soll es ein fröhliches Musikstück sein, so wählt er einen entsprechenden Notenschlüssel und eine entsprechende Tonleiter als Ausgangsbasis. Er hört im übertragenen Sinne während des Komponierens bereits die Noten gespielt. Die Fröhlichkeit des Musikstücks gleitet als Botschaft zum Hörer und weckt in ihm Bilder, die in ihrer Grundstimmung ebenso fröhlich sind. Der Musiker kann nun einen Schritt weiter gehen und mittels der Noten und Instrumente singende und lachende Kinder, zwitschernde Vögel und fröhlich sprudelnde Quellen vorstellen. Ein Geschehnis wird in seiner Gesamtheit uns Zuhörern vermittelt und in uns zum Miterleben geführt.

Genauso verfährt ein Mensch, der mit Düften statt Noten komponiert. Wie in der Musik und der Malerei ist auch in der Duftarbeit immer noch ein Teil persönliche, individuelle Erlebnisfähigkeit mit dafür verantwortlich, wie die Komposition in uns ankommt. Das

Grundempfinden kann sehr wohl ähnlich, wenn nicht sogar gleich sein. Die persönlichen Erfahrungen und Erlebnisse wecken im einzelnen Menschen noch zusätzlich unterschiedliche Erinnerungen und Gefühle. Wenn eine Duftkomposition nach einer gewissen von der Natur vorgegebenen Gesetzmässigkeit komponiert wird, hat die von ihr übermittelte Botschaft eine viel unmittelbarere und allgemeingültigere Aussage.

Ein einzelner Duft, der nicht in eine Komposition eingebettet ist, lässt bei einer ersten Begegnung mit ihm, verschiedene Menschen auch mehr oder weniger unterschiedliche «Ideen» oder Botschaften des Dufts wahrnehmen. Lassen wir aber diesem einen Duft mehr Raum und Zeit, versuchen wir den Duft selber erzählen zu lassen, so wird in uns ein Urwissen geweckt. Dieses Urwissen ist in uns allen vorhanden – oft verborgen, jedoch nicht verschüttet – und geht auf eine gemeinsame Identität, einen gemeinsamen Ursprung zurück. So erleben wir bei näherem Hinhören, dass der Duft eine allgemeingültige Information in sich birgt, auf die wir alle in ähnlicher, wenn nicht gleicher Weise ansprechen. Wir nehmen die Information des Dufts in uns auf und entschlüsseln sie unabhängig voneinander in gleicher Weise.

Ein Parfum kann die verschiedensten Aufgaben erfüllen. Meistens dient es dazu, einer Stimmung, einem Grundgefühl verstärkt Ausdruck zu schenken: sich über das Parfum seinem Mitmenschen zusätzlich mitzuteilen und ihm in seinem Unbewussten eine Botschaft zu überbringen, die sehr viel eindrücklicher ist als das Kleid oder die Frisur. Das Parfum ist wie das Leuchten und Strahlen eines Edelsteins, wie der Schliff eines rohen Diamanten. Parfums sind eine verfeinerte Sprache, die ohne Worte auskommt und in erster Linie die Welt der Sinne anspricht. Diese Sprache kann verheissungsvoll-einladende, verführerische oder abgrenzende, krankmachende, beängstigende oder wiederum heilsame «Worte» in sich bergen. Jedes Parfum, das unsere Nase erreicht, hat eine Wirkung. Erst im nächsten Schritt entscheiden wir, ob es für uns angenehm duftet oder penetrant stinkt. Erst mit dieser Entscheidung haben wir die Möglichkeit, einen Duft nicht mehr wahrzunehmen, ihn einfach aus unserer Wahrnehmung herauszufiltern. Wird der Duft durch unsere Nase herausgefiltert, so verliert er seine Eigenart und sein Wirken nicht. Er bleibt im Unterbewussten weiter wirksam.

Beim Entwerfen eines Parfums, einer Duftgeschichte, sind all diese Aspekte mit einzubeziehen. Nachdem die einzelnen Duftstoffe in grobe Gruppen eingeteilt sind, werden sie innerhalb eines willkürlich gewählten Farbkreises weiter unterteilt. Dieser Farbkreis und mit ihm die Duftstoffe werden nun noch in Duftqualitäten unterteilt. Die Düfte werden auch zusätzlich nach psychologischen Gesichtspunkten gegliedert, die wiederum in Verbindung zum Charakter und zur Lebenssituation des Menschen stehen, der von einer bestimmten Komposition angesprochen werden soll. Oft sind die Begriffe der Duftqualitäten Hinweise auf den Ursprung des Dufts und mit ihm auf eine ganze Reihe weiterer Duftstoffe mit ähnlichem Charakter. Wer sich näher für die Einteilung und Gliederung der Duftnoten innerhalb der Parfumindustrie interessiert, dem empfehle ich z. B. den «H & R Duftatlas» aus dem Glöss Verlag, Hamburg.

Solche Einteilungen gibt es innerhalb der Parfumindustrie mehrere. Sie sind zum Teil recht unterschiedlich und lassen die Willkürlichkeit dieser Art von Systematik erkennen. Hier kommt auch der Mangel an Worten, mittels derer wir Düfte beschreiben können, zum Ausdruck. Allen gemeinsam ist die grobe Einteilung nach männlichen und weiblichen Düften, solchen, die nach innen (Introvertierte) und solchen, die nach aussen gerichtet sind (Extrovertierte).

Die Zusammensetzung des Parfums

Was allen Parfums gemeinsam ist, ist ihr Aufbau. Ein Parfum wird stets aus drei Komponenten zusammengeführt. Jede dieser drei Komponenten kann wiederum aus einer Vielzahl von einzelnen Duftsubstanzen oder Düften bestehen.

Der Fond oder Grund

Der Fond dient als Basis und soll möglichst lange auf dem Träger haften; er ist in sich ausgewogen und eher schwer oder süss. Wir können ihn bildlich als Erde oder als Wurzel betrachten. Der Fond sollte in sich sehr ruhig sein und gegenüber den folgenden zwei Komponenten eine Trägerfunktion erfüllen und diese zugleich ergänzen.

Düfte, die als Fond dienen, sind z. B. Ambra, Moschus, Tuberose, Veilchenwurzel, Sandelholz, Tonka, Brenzoe, Vanille.

Das Cœur oder Herz

Die Funktion des Cœurs eines Parfums ist, das eigentliche Duftbild zu entfalten. In ihm sind die Geheimnisse der Komposition einge-bettet. Zugleich soll es die Verbindung schaffen zwischen dem Fond, dem Grund des Parfums, und der Tête, dem Kopf.

Düfte, die als Cœur dienen, sind z. B. Iris, Mairose, Rose, Jasmin, Geranium, Nelke, Zedernholz, Muskateller-Salbei.

Die Tête oder der Kopf

hat die Aufgabe, als erstes Duftgeschehen das Duftbild einzuleiten und die Aufmerksamkeit des Wahrnehmenden auf sich zu lenken. Sie soll die eigentliche Duftgeschichte ankünden. Nach kurzer Zeit überlässt sie ihren Platz dem Cœur, dem Herzen, so dass dieses dann seine Botschaft erzählen kann.

Düfte, die als Tête dienen, sind z. B. Zitrone, Orange, Bergamotte, Lemongras, Rosmarin, Lavendel, Basilikum.

Je nach Komposition können die verschiedenen Düfte in ihrem Einsatz als Fond, Cœur oder Tête untereinander ausgetauscht werden, was sich wiederum auf die Gesamtwirkung, die Botschaft, der gesamten Parfumkomposition auswirkt.

Bei der Entwicklung eines Parfums spielen neben den sinnlichen Botschaften zahlreiche andere Faktoren eine ebenso wichtige Rolle. So werden die Form des Flacons und die Farbwahl der Verpackung mit einbezogen und entsprechend der Zielgruppe, an die sich das neue Parfum wendet, gestaltet. Kauf- und verkaufs-psychologische Zielgruppenbeschreibungen untersuchen, welche Farben der Kleidermode, welche Lebensformen und Wünsche diesen Menschen eigen sind. Aufgrund all dieser Vorarbeiten wird dann das Parfum so abgestimmt, dass es diesen Anforderungen und Erwartungen der Zielgruppe entgegenkommt und als zusätzlicher Ausdruck ihres Lebensgefühls dienen kann. So entstehen die unterschiedlichsten Parfumgruppen, die dann z. B. als «sport-lich», «sinnlich-erotisch», «orientalisch-schwer» oder «erdig-moosig» bezeichnet werden.

Dadurch, dass in den letzten paar Jahren der Zugang selbst zu wertvollsten Duftstoffen um vieles einfacher wurde, ist es inzwischen auch möglich, dass sich der einzelne Mensch sein ganz persönliches Parfum selber erarbeiten kann. Natürlich braucht das viel Zeit und Geduld, denn Düfte miteinander in ein ausgewogenes, harmonisches Gefüge zu führen, setzt viel Feingefühl und eine sehr gute Nase voraus.

Rezept

Wer in diese Richtung seine ersten Schritte wagen möchte, der versuche es mit folgendem, sehr einfachem Rezept. Es handelt sich nicht um ein flüssiges Parfum, sondern um einen Parfumbalsam. Dazu brauchen wir Mandel-, Aprikosenkern- und Jojobaöl und weisses Bienenwachs sowie die gewählten Essenzen:

Mandelöl	5 ml	Bienenwachs	3 g
Aprikosenkernöl	3 ml	Essenzen	
Jojobaöl	2 ml	insgesamt	20–25 Tropfen

Zubereitung: In einem Wasserbad erwärmen wir die zuvor gemischten drei Öle. Das Bienenwachs geben wir von Anfang an in das Ölgemisch.

In ein Glastöpfchen von 15 g Inhalt lassen wir die «Parfum-mischung», die gewählten Essenzen, tropfen. Sobald das Wachs im Öl ganz geschmolzen ist, übergiessen wir damit die Essenzenmischung im Glastöpfchen. Wir verschliessen das Töpfchen sogleich, ohne vorher umzurühren. Nun braucht es Zeit. Während 3–4 Wochen lassen wir das Töpfchen verschlossen bei ca. 14–18 °C stehen. Danach schauen wir nach und prüfen mit der Nase. Ist die Mischung gut geraten, so hat sie den Balsam ganz durchdrungen und ist nur noch als Duft wahrnehmbar. Von diesem Balsam tupfen wir uns hinter die Ohren und auf die Handgelenke, so wie wir es vom Parfum her kennen.

Die Duftstoffe im Alltag

In der Aromatherapie werden Bäder in verschiedener Form zu vorbeugenden und heilenden Zwecken eingesetzt (siehe Seite 94). Es lassen sich jedoch auch ganz einfach zum Genuss und zur Erhöhung des Wohlbefindens wohlriechende Bäder zubereiten. Der einzige Unterschied besteht in der Wahl der Essenzen und in ihrer Dosierung. Selbstverständlich ist dies auch teilweise vom persönlichen Geschmack abhängig. Wichtig ist, sich immer bewusst zu bleiben, dass zahlreiche Duftstoffe, die in der Parfumerie verwendet werden, ebenso zu den Heilstoffen gezählt werden. Dies bedeutet, dass im Umgang mit einigen dieser Duftstoffe Vorsicht angebracht ist.

Grundrezept

In ein sauberes Einmachglas füllen Sie zuerst ca. 1–2 cm hoch eine Schicht Meersalz. Darauf geben Sie eine Schicht – wiederum von 1–2 cm – von einem Gewürzkraut, z. B. Lavendel oder eine Kräutermischung. Jetzt kommt erneut eine Schicht Meersalz auf die Kräuter, und so schichten Sie abwechslungsweise Meersalz und Kräuter ein, bis das ganze Glas gefüllt ist. Dann wird das Glas gut verschlossen und für 2–3 Monate an einen dunklen Ort gestellt. Danach ist das Badesalz bereit, benützt zu werden. Sie schütteln das Glas mit dem Meersalz und den Kräutern gut durch. In ein Leinensäcklein füllen Sie die Menge der Badesalzmischung, die Sie für ein Bad benötigen, knüpfen das Säcklein zu und geben es ins Badewasser. Das Meersalz, das die Duftstoffe während der drei Monate aus den Kräutern herauszog und an sich gebunden hat, löst sich im Wasser auf und lässt den Duft der Kräutermischung wieder frei. Das Leinensäcklein nehmen wir nach dem Baden heraus und geben die Kräuter auf den Kompost. Das Säcklein kann gewaschen und wieder verwendet werden.

Diese Zubereitung ist praktisch ohne Gefahr von Nebenwirkungen. Selbstverständlich gilt auch hier, dass nur solche Kräuter gewählt werden sollen, die duften und zudem keine Nebenwirkungen verursachen. Es können dazu sowohl frische Gewürzkräuter als auch getrocknete Kräuter verwendet werden.

Eine belebende und erfrischende Mischung aus dem Kräutergarten
könnte etwa so aussehen:

Pfefferminz	1 Teil	Ringelblume	1 Teil
Origano	1 Teil	Zimt	¼ Teil
Basilikum	1 Teil	Lavendel	½ Teil
wohlriechende			
Rosenblüten	1 Teil		

Eine hautpflegende und reinigende Mischung:

Malvenblüten	1 Teil	Majoran	½ Teil
Veilchenblüten		Zitronenmelisse	½ Teil
und -blätter	1 Teil		
Storchenschnabel	1 Teil		

Eine Mischung aus dem Gewürzschrank für das Bad zu zweit:

Zimt	1 Teil	wohlriechende	
Pfefferminz	1 Teil	Rosenblüten	1 Teil
Nelken	½ Teil	Anis	½ Teil
Wacholderbeeren	½ Teil	Basilikum	1 Teil

Es ist absolut möglich, der fertigen Mischung noch einige Tropfen Essenzen zuzufügen, je nach Menge des Meersalzes 2–5 Tropfen. Diese werden über das volle Glas geträufelt und die ganze Mischung danach nochmals gut durchgeschüttelt.

Die wohlriechenden Wässer

Eines der ersten überlieferten Rezepte für ein alkoholisches Duftwasser ist das Rezept des «Ungarischen Wassers». Königin Elisabeth von Ungarn erhielt dieses Rezept angeblich von einem Einsiedler. Elisabeth von Ungarn bereitete 1370 das Wasser selbst zu und wurde davon so schön, dass der König von Polen an ihr noch Gefallen fand, als die Königin schon im Alter von 72 Jahren stand. So wird es jedenfalls überliefert. Wahrscheinlich kannten aber andere Kulturen, insbesondere die der arabischen Länder, schon viel früher alkoholische Lösungen und Duftwässer.

«Aqua Reginae Hungaricae»:

Rosmarinblüten		Alkohol 96%	1½ l
(frische)	100 g	Rosenwasser	1½ l
Pfefferminzblätter		Rosmarinöl	5 Tropfen
(frische)	20 g		

Die Rosmarinblüten und die Pfefferminzblätter werden mit dem Alkohol übergossen und während 6 Wochen an die Sonne oder an einen warmen Ort gestellt. Danach siebt man die Blüten und Blätter ab, und der Tinktur wird das Rosenwasser beigemischt. Das Rosmarinöl kommt am Schluss zur Parfumierung hinzu. Nach dem Beimischen des Rosmarinöls muss gut geschüttelt werden.

Dieses Duftwasser lässt sich zur täglichen Körperpflege und Hautreinigung unverdünnt oder zu gleichen Teilen mit Wasser verdünnt anwenden. Das «Aqua Reginae Hungaricae» belebt und erfrischt und regt die Hautdurchblutung an.

Das «Ungarische Wasser» enthält auch das schon früher erwähnte Rosenwasser (siehe Seite 43, 44). Im Unterschied zum «Ungarischen Wasser» enthält echtes Rosenwasser keinen Alkohol; es fällt als Nebenprodukt bei der Rosenblütendestillation an.

«Kölnisch Wasser»

Der Italiener Giovanni Paolo Feminis schenkte uns 1695 das immer noch weltweit bekannte «Kölnisch Wasser» oder «Eau de Cologne». Der Name stammt daher, dass Feminis aus Italien auswanderte und in Köln dieses Duftwasser erfand. Das «Kölnisch Wasser» enthält 3–5% Duftessenzen in Alkohol 70% gelöst.

Ähnliche Duftwässer lassen sich auf sehr einfache Art und Weise herstellen. Wir gehen dazu folgenderweise vor:

Grundrezept

Wasser (sehr weiches		Essenzen	2 ml oder
oder besser destilliertes)	1 l		50 Tropfen
Alkohol 96%	50 ml	Calciumcarbonat	10 g

Wir mischen die Essenz in den Alkohol und schütteln die Mischung gut durch. Diese Mischung lassen wir zunächst 10 Tage möglichst

gut verschlossen an einem dunklen Ort ruhen. Nach 10 Tagen
fügen wir das Wasser zu und schütteln die ganze Mischung erneut.
Dann lassen wir sie wieder gut verschlossen an einem möglichst
warmen Ort während 3–5 Wochen stehen. Dann geben wir das
Calciumcarbonat dazu und mischen das Ganze gut, lassen es
während ca. 30 Minuten stehen und filtrieren es.

Je nach den verwendeten Essenzen kann das Wasser als After
Shave, als Deodorant oder zur Erfrischung und Reinigung verwendet werden.

Wichtig: Werden als Essenzen «Absolue» oder «Concrète» verwendet, kann es geschehen, dass das Wasser beim Filtrieren nicht
mehr ganz klar wird. Das rührt daher, dass sich noch unlösliche
Wachs- oder Fettbestandteile im Wasser-Alkohol-Gemisch befinden. An sich wirkt sich das nicht weiter störend aus, die Haltbarkeit ist jedoch auf etwa ein Jahr beschränkt.

Rezepte

Als Duftmischungen zur Herstellung von Duftwässern eignen sich
die folgenden (die Herstellung kann auch nach dem Verfahren, wie
auf Seite 43 f. beschrieben, geschehen).

Mit diesen Mischungen hergestellte Duftwässer sind ideal nach
dem Duschen oder Baden anzuwenden. Der ganze Körper wird
mit dem Wasser eingerieben. Dazu soll kein Tuch oder Waschlap-
pen verwendet werden, sondern das Duftwasser nur mit den
Händen eingerieben werden.

Erfrischende Mischung:

Neroli	5 Tropfen	Zitrone	10 Tropfen
Lavendel	10 Tropfen	Zeder	5 Tropfen
Bergamotte	5 Tropfen	Eucalyptus	5 Tropfen
Pfefferminz	5 Tropfen	Basilikum	5 Tropfen

Geruchsbindende Mischung:

Zitrone	20 Tropfen	Rose	2 Tropfen
Iris	5 Tropfen	Lavendel	3 Tropfen
Veilchen	20 Tropfen		

Ein anderes «Rosenwasser»:

Rose	15 Tropfen	Iris	3 Tropfen
Gardenia	10 Tropfen	Geranium	2 Tropfen
Neroli	5 Tropfen	Rosenholz	3 Tropfen
Basilikum	2 Tropfen		

«Aqua d'amore» oder «Wasser der Liebe»:

Rose	5 Tropfen	Gardenia	2 Tropfen
Vanille	3 Tropfen	Ambra	5 Tropfen
Ylang-Ylang	10 Tropfen	Benzoe	3 Tropfen
Basilikum	3 Tropfen	Rosmarin	3 Tropfen
Zeder	5 Tropfen	Pfefferminz	2 Tropfen
Zitrone	5 Tropfen	Sandelholz	3 Tropfen

Harz

Am Beispiel des Fichtenharzes möchte ich die vielseitigen Möglichkeiten eines weiteren Angebots der Natur aufzeigen. Das Harz steht in Form des ausgeschiedenen Rohstoffs unmittelbar zur Verfügung und bietet sich zur Verarbeitung zu den unterschiedlichsten Produkten an: Von der direkten Anwendung des Harzes bis hin zur Herstellung von Parfums reicht die Palette der möglichen Zubereitungsformen. Wie am Beispiel des Harzes gezeigt, sollten wir uns beim Sammeln und Verarbeiten von Pflanzen und Heilkräutern immer auch der vielfältigen Eigenschaften und Angebote der jeweiligen Pflanze bewusst sein. Zu jeder Pflanze liesse sich in dieser Art eine Zusammenstellung machen, die – so meine ich – in uns Staunen und Bewunderung, Achtung und Dankbarkeit wecken muss.

Das Fichtenharz, als Wundausscheidung des Baums, erfüllt für den Baum sehr ähnliche und zum Teil sogar gleichwertige Aufgaben wie das aus einer Wunde ausfliessende Blut beim Menschen oder Tier. Das Harz ist stark keimtötend und damit desinfizierend. Es verschliesst die entstandene Wunde und schützt vor Infektionen. Als Wundverschluss regt es die Zellregeneration und damit die Wundheilung an. In gewissem Sinne hat das Harz für den Baum eine «schmerzstillende» Wirkung. Diese Wirkung kann man auch bei seiner Anwendung in Form einer Salbe oder eines Ölauszugs nützen. Das Harz hat auch durchblutungsfördernde und daher gefässerweiternde Eigenschaften. Dank den in ihm enthaltenen Gerbstoffen und ätherischen Ölen hat das Harz zugleich eine gewebestraffende Eigenschaft, die wir z. B. bei Zahnfleischschwund und Zahnfleischentzündungen einsetzen können.

In der praktischen Anwendung gibt es nach meinen Erfahrungen lediglich eine einzige Einschränkung: Harz sollte in keiner Form der Zubereitung bei Hautausschlägen wie Ekzemen und Flechtenerkrankungen angewendet werden. Es bewirkt bei diesen Krankheitsbildern in den meisten Fällen eher eine starke Reizung und damit verbunden eine Verschlimmerung des Ausschlags.

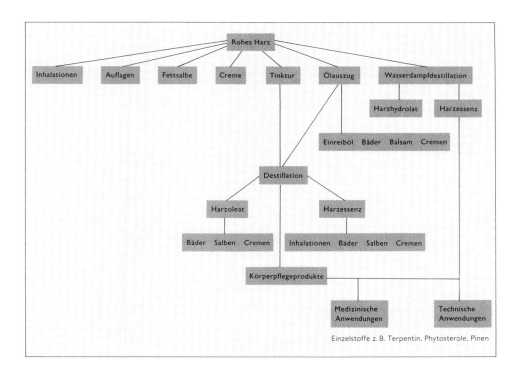

Die Duftstoffe im Alltag

Muskateller-Salbei

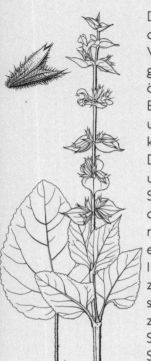

Die Muskateller-Salbei zeichnet sich insbesondere dadurch aus, dass sie öffnet und zu eigenen inneren Erfahrungen führt. Sie hilft, Vergangenes abzulegen, Neues zu erkennen und ihm entgegenzugehen; sie vermittelt Fröhlichkeit und Freude. Aufgrund dieser öffnenden Funktion steht die Muskateller-Salbei auch in diesem Buch zwischen der herkömmlichen Anwendung ätherischer Öle und einer möglichen Erneuerung und Erweiterung der Duftheilkunde.

Die Muskateller-Salbei mit ihrem aromatischen, würzig-süsslichen und klaren Duft ist eine wunderschöne ca. 120–150 cm hohe Salbeiart. Sie gehört botanisch, wie die Gartensalbei, zur Familie der Lippenblütler oder Laminaceae. Sie wächst in südlichen Regionen, Italien, Frankreich, Spanien, Südschweiz usw., und liebt einen eher sandigen, mageren und kalkhaltigen Boden.

Ihre rauhen, grau-grünen, grossen Blätter bilden auf der Erde zunächst eine Rosette, aus der dann der Stengel mit seinen gegenständigen Blättern emporstrebt. Im Laufe des Wachstums verzweigt sich die Muskateller-Salbei in mehrere klar angeordnete Seitentriebe. Die gesamte Gestalt sieht einer grossen Wiesen-Salbei ähnlich.

Die lila-violett-rosa Blüten treten als Lippenblüten auf und sind bis zu 2 cm lang. Schon die geschlossene Blüte entfaltet, in der Hand fein zerrieben, ihren klaren, würzigen und luftigen Duft. Brechen die Blüten an einem warmen, sonnigen Tag auf, so ist in ihrer unmittelbaren Umgebung die Luft mit einer frischen, milden Wärme erfüllt. Das tiefe Einatmen dieses Duftes befreit und erheitert das Gemüt. Die Atmung wird vertieft. Mit ihr dringt sanft eine verlockende, geheimnisvolle, verführerische Botschaft in uns ein, ohne von uns bewusst wahrgenommen zu werden. Es ist das Locken des Lichts und der Ruf des Windes, die uns anziehen. Die Geschichte des Loslassens und der Vergänglichkeit und die Geschichte des Wachsens und Erkennens klingen an.

In unverfälschter Art birgt der Duft der Muskateller-Salbei die Botschaft einer ausgewogenen, harmonischen Atmung in sich, einer Atmung, die den ganzen Menschen — Körper, Seele und

Geist –, ja alles Leben durchströmt und pulsierend mit der milden Wärme der eingefangenen und umgewandelten Sonnenkraft erneuert, erfrischt und belebt. Die Muskateller-Salbei gilt auch als Aphrodisiakum, was wiederum nichts anderes bedeutet, als dass ihr Wesen von anregender, belebender, die Lebenskräfte und Fruchtbarkeit stärkender Natur ist.

Die Muskateller-Salbei lässt eine befreiende und lösende Eigenschaft in das Körper-Seele-Geist-Gefüge einfliessen: sie bewirkt eine Form von Bewusstseinsveränderung; sie steigert die Wahrnehmungsfähigkeit und sensibilisiert sämtliche Sinne. So kann die Muskateller-Salbei in verhärteten und festgefahrenen Situationen Hilfe leisten. Einem Menschen, der vor dem Sprung in einen neuen Lebensabschnitt steht, hilft die Muskateller-Salbei, aus dem Verharren herauszutreten und wieder aktiv zu werden.

Die Grundidee der Muskateller-Salbei ist lösen und umwandeln. Trägheit und Abgestumpftheit, erdrückende Schwere, die auf dem Weg des Menschen behindernd wirkt, Sich-selber-im-Wege-Stehen sind die Schlösser, zu denen der Schlüssel der Muskateller-Salbei passt. Sie lockert auch die Verbindung des Menschen zur Erde, was sich beim Umgang mit dieser Pflanze oder ihrem Duft in einer Art Orientierungslosigkeit oder Verwirrung äussern kann. Die Wirkung kann mehrere Tage anhalten. Das bedeutet auch, dass die Muskateller-Salbei in Überdosierungen oder länger dauernden Anwendungen Formen von chaotischen Wahrnehmungen, von unkontrollierbaren Handlungen und das Aufbrechen von unbewussten Gefühlen und Inhalten bewirken kann.

Bei der Anwendung der Muskateller-Salbei ist es wichtig, sich der Ideen und Botschaften dieser Pflanze bewusst zu sein. Der Mensch sollte fähig sein, allenfalls eintretende Wirkungen aufzufangen und nicht in Panik zu geraten, falls sich für ihn neue, fremde und unbekannte Erfahrungen einstellen. Es ist wichtig, sich bewusst zu sein, dass die Muskateller-Salbei eine der Pflanzen ist, die eine Art Vehikel von der Erde zum Himmel darstellen. Begibt sich der Mensch in ihre Obhut, so heisst das, dass er Verantwortung übernehmen und die Steuerung in die Hand nehmen muss. Gewiss kann es auch einmal wichtig sein, sich ohne Kontrolle auf die Reise zu begeben und dabei zu erleben, wohin der Weg uns führt, welche Begegnungen, Empfindungen und Wahrnehmungen uns dabei überraschen. In diesem Moment ist es entscheidend, nach der Rückkehr das Erlebte in das tägliche Leben einzubetten und umzusetzen. Oft ist bei der Anwendung der Muskateller-Salbei auch die Begleitung eines kundigen Menschen ratsam.

Das ätherische Öl der Muskateller-Salbei besteht aus einem Gemisch von Stoffen, die sie während ihres Wachstums aufbaut, ansammelt und einlagert. Betrachten wir es noch etwas genauer, so entdecken wir in ihm einige chemische Substanzen, die in ihrem Wirken mit unseren körpereigenen Endorphinen sehr nahe verwandt sind und zudem in ihren Wirkungen selbst auch hormonelle Eigenschaften aufweisen. Die körpereigenen Endorphine werden von uns in bestimmten Situationen vermehrt produziert und mittels Nervenimpulsen ausgeschüttet. Die meisten von ihnen werden in unserem Gehirn produziert und gelangen von dort in den gesamten Organismus. Sie können unter anderem die Erhöhung der Schmerzschwelle bewirken. Das hat zur Folge, dass der Mensch Schmerzen besser und länger ertragen kann. Wird die Produktion und Ausschüttung der Endorphine in bestimmten Situationen gesteigert, so können sie in uns eine euphorische, aphrodisische und hypnotische Wirkung hervorrufen, die bis zu Halluzinationen führen kann. Genau hier setzt die Muskateller-Salbei ein. Ihre Inhaltsstoffe können in uns nicht nur die Produktion und Ausschüttung der Endorphine anregen, sondern selbst auch ähnliche Wirkungen hervorrufen.

Unter dem Namen «Baccar» oder «Bakkaris» war die Muskateller-Salbei schon sehr früh bekannt. Dioskorides a. Anazarba, ein griechischer Arzt aus dem 1. Jahrhundert n. Chr., berichtet von ihrer heilkräftigen Wirkung. Dioskorides sagt, dass allein schon ihr Duft schlafmachend sei. Vermutlich schon im 13. Jahrhundert v. Chr. wurde aus einer griechischen Salbeiart, bei der es sich wahrscheinlich um die Muskateller-Salbei handelt, ein ätherisches Öl gewonnen. In Griechenland galten die Wirkstoffe der Muskateller-Salbei als menstruationsfördernd, erweichend und die Geburt erleichternd. Bei den Römern wurde sie dem Wein zugesetzt.

Muskateller-Salbei

Name:
Muskateller-Salbei (Salvia sclarea L.)
Familie: Lippenblütler (Laminaceae)

Hauptwirkstoff:
Ätherisches Öl, das sich aus verschiedenen Kohlenwasserstoffverbindungen, wie Ocimen, Myrcen, Terpen, zusammensetzt. Daneben enthält es auch Sesquiterpene, Alkohole, Ketone und Säuren.

Nebenwirkstoffe:
Gerbstoffe, Bitterstoffe

Innere Anwendungen:
– als Tee: keimwidrig, krampflösend, schweisshemmend, blut-
  drucksenkend, anregend und belebend, menstruations- und
  verdauungsfördernd
– Als Essenz soll vom Laien keine direkte, durch den Mund
  eingenommene, innere Anwendung vorgenommen werden!

Äussere Anwendungen:
– als Essenz: zum Verdünsten und Inhalieren (zu den Wirkungen
  s. Innere Anwendung als Tee)
– Besonderes: bei Heuschnupfen 1–3 Tropfen Muskateller-Salbei-Öl auf ein Tüchlein geben und nach Bedarf 2–3mal tief
  einatmen
– als Bad: belebend und reinigend, erneuernd und leicht euphori-
  sierend
– in Massageöl: bei Unterleibskrämpfen, Erkältung und Katarrh;
  bei inneren Spannungen und Depressionen. Wirkt aufhellend
  und aufmunternd, befreiend und lösend. Schenkt Mut, sich über
  eigene Grenzen hinaus zu wagen.

Wichtig:
Während der Schwangerschaft und bei Krebserkrankungen ist
Vorsicht geboten!

Muskateller-Salbei

Die Düfte in der Heilkunde

Verschiedene Vogelarten nutzen die Eigenschaften ätherischer Öle. Finken kleiden ihre Nester mit dem Möhrenkraut aus. Die ätherischen Öle dieses Krauts sorgen dafür, dass der Befall mit Milben bei den Jungvögeln begrenzt bleibt und nicht zum Tode der Vögel führt. Durch Beobachtungen wurde festgestellt, dass Nester, die keine aromatischen Kräuter enthalten, ein Vielfaches an Milben aufweisen, im Vergleich mit Nestern, die von den Elternvögeln mit aromatischen Kräutern ausgekleidet wurden.

Diese Meldung erschien 1991 in der Zeitschrift «Bild der Wissenschaft».

Aromatherapie

Geschichte

Wie das Wort «Aromatherapie» sagt, werden hier sogenannte Aromen, Duftstoffe, oder genauer ätherische Öle aus der Pflanzenwelt zu Heilzwecken eingesetzt. An sich ist das nichts Neues, wie uns die Geschichte zeigte. Als Aromatherapie im weiteren Sinne liesse sich jeder Teegenuss bezeichnen, der aus Kräutern zubereitet wird, die ätherische Öle enthalten. Im engeren Sinne des Wortes handelt es sich um die Anwendung von konzentrierten ätherischen Ölen, die aus den Pflanzen gewonnen werden. In diesem Sinne ist die Aromatherapie eher eine junge Form der Pflanzenheilkunde, denn die konzentrierten, reinen Essenzen wurden früher nicht eingenommen. Sie wurden in Salben und Pasten, zu Bädern und Einreibungen weiterverarbeitet. Auch diese herkömmlichen Zubereitungen fallen heute unter den Begriff der Aromatherapie, in erster Linie jedoch befasst sich diese mit der innerlichen Anwendung von Essenzen.

Der Begriff «Aromatherapie» kam erst Anfang dieses Jahrhunderts auf. Wie kann es auch anders sein, die ersten Impulse zu dieser Therapieform kamen aus der Hochburg der Duftstoffe, aus Frankreich. Der Lyoner Chemie-Ingenieur René-Maurice Gattefossé benutzte ihn erstmals 1936. Gattefossé verdanken wir auch die ersten Grundlagenarbeiten zur modernen Aromatherapie. Alle folgenden Arbeiten, Forschungen und therapeutischen Anwendungen stützen sich auf diese Grundlagen.

Gattefossé war ein Schüler von Dr. Chabanes, dem wir die Arbeit «Les grandes Possibilités par les Matières Odoriférantes» verdanken. Eine Anekdote erzählt, dass Gattefossé sich einmal im Labor bei der Arbeit unglücklich die Hand verbrannte. Ohne hinzusehen, tauchte er die Hand in ein Gefäss mit kalter Flüssigkeit. Gattefossé war der Meinung, es wäre kaltes Wasser. Statt Wasser war es jedoch konzentriertes, reines Lavendelöl. Gattefossé bemerkte, dass das Lavendelöl in der Berührung mit der Verletzung nicht brannte, sondern angenehm kühlte. Er beobachtete weiter, dass keine Blasenbildung der verbrannten Haut entstand und die Heilung sich überraschend schnell und schön entwickelte. Diese Episode sollte der Impuls zur modernen Aromatherapie werden. Zur selben Zeit forschten und arbeiteten verschiedene Menschen mit den ätherischen Ölen. 1961 erschien von Marguerite Maury das Buch «Le Capital ‹Jeunesse›». Es wurde ins Englische übersetzt und legte den Grundstein zur Aromatherapie in England. Im selben Jahr wie das Buch von M. Maury in England erschien, veröffentlichte Jean Valnet die erste französische Ausgabe von «Traitement des maladies par les essences des plantes». Erst 12 Jahre später, 1976, sollte die deutsche Übersetzung von Valnets Buch erscheinen. Damit war auch in den deutschsprachigen Ländern der Weg für die Aromatherapie gebahnt. Ich erinnere mich noch sehr gut an jene Zeit, als das Buch und mit ihm auch die eigentliche Aromatherapie noch ein Geheimtip waren.

Jean Valnet war Armeearzt und Chirurg. Während des Zweiten Weltkrieges behandelte und pflegte er die Verwundeten mangels anderer Medikamente und dank seinem pflanzenheilkundlichen Erfahrungsschatz mit ätherischen Ölen. Diese waren auch in der Zeit der Kriegswirren in Frankreich in ausreichenden Mengen und ohne Schwierigkeiten erhältlich.

Während Valnet eher der Schulmediziner war und damit dem allopathischen Gedanken nahestand, vertritt Maury eher die homöopathische Richtung, indem sie auch sagt: «Jedem Menschen seine persönliche Duftmischung.» In der Naturheilpraxis und in

Die Düfte in der Heilkunde

der Schulmedizin finden die Anwendungen der ätherischen Öle und ihre Möglichkeiten von Jahr zu Jahr mehr Beachtung. Die erzielten Erfolge sprechen für sich.

Nicht zuletzt verdanken wir dies auch den zahlreichen Frauen und Männern in den chemischen und physikalischen Labors der naturwissenschaftlichen Forschung, die sich mit den Essenzen als Heilmitteln beschäftigen, sie erforschen und erproben. Wenn Dr. D. Gümbel sagt, dass die Zukunft der Medizin in den Essenzen der Pflanzen, in den ätherischen Ölen, liege, so kann ich dem nur zustimmen. 1979/80 wurden in Deutschland und Holland Tagungen abgehalten, die ausschliesslich jenen Pflanzen gewidmet waren, die ätherische Öle enthalten. Forschende Fachleute aus Chemie, Pharmakologie und Phytomedizin trugen ihre Ergebnisse und Erfahrungen zusammen. Ihre Beiträge erschienen zum Teil gesammelt unter dem Titel: «Ätherische Öle», herausgegeben von K.-H. Kubeczka, 1981 im Georg Thieme Verlag, Stuttgart, erschienen. Viele Beiträge befassen sich insbesondere mit der Analyse und der Erforschung der ätherischen Öle. Zwei Beiträge möchte ich hier besonders hervorheben (Kubeczka, Seite 232 und 244). Im Beitrag «Antimikrobielle Wirksamkeit ätherischer Öle» von A. Koedam, Leiden, erfahren wir in einem kurzen geschichtlichen Überblick einiges aus vergangenen Zeiten. Daraus geht sehr schön hervor, dass die keimtötenden und desinfizierenden Eigenschaften verschiedener Duftstoffe schon sehr früh ganz gezielt eingesetzt wurden. Nach diesem kurzen Überblick folgen gut verständliche Zusammenfassungen über verschiedene Untersuchungen und deren Ergebnisse. Folgende Essenzen werden hier näher beschrieben: Terpentin-, Eukalyptus-, Lavendel- und Rosmarinöl, Ceylonzimt-, Origanum-, Nelken-, Geranium-, Angelika- und Wacholderöl, Thymian-, Verbena-, Lemongras- und Cassiaöl, Hopfen- und Zitronenöl.

Aus dem Beitrag «Ätherische Öle – kulturhistorisch betrachtet» von F. C. Czygan, Würzburg, sei hier eine längere Passage zitiert: «Schon immer hat sich die Dichtkunst unserer Düfte und ätherischen Öle angenommen. Zu den Poeten kommen im letzten Jahrhundert, besonders in den letzten 50 Jahren, die Psychologen hinzu. Aber beide, Poeten und Psychologen, können ja gerade das

Charakteristische der ätherischen Öle für sich in Anspruch nehmen: das Unfassbare, häufig nur schwer Aussprechbare, das
Ätherische und oft Esoterische.

Seit je wurden Düfte eingeteilt in männlich und weiblich und in
ihrer Unbeschreiblichkeit mit Hilfe menschlicher Eigenschaften
und Tugenden charakterisiert. So gilt der Duft der Rose als Symbol
voll erblühter Weiblichkeit, das Geissblatt steht für den Wunsch
nach Ungezwungenheit und Freiheitsliebe. Das von Goethe als
bescheiden besungene Veilchen symbolisiert die Sanftmut, der
schwüle Jasmin die Sehnsucht, aber auch die Sinnlichkeit, die
heute so moderne Zitrone herbfrische Jugendlichkeit. Zedern-
holzöl vermittelt Lebensenergie, Sandelholz das Geheimnisvolle
des Orients und Fichtennadelöl lebensbejahende Gesundheit.
Botschaften sind dies, die wir anderen mitteilen wollen. Es ist eine
Sprache eigener Art, eine sehr individuelle Sprache.» Und etwas
weiter unten: «Dieses Ätherisch-Leichte, Nicht-Verstehbare,
Nicht-Begreifbare betrachten wir Männer oft mit Unbehagen und
Misstrauen. Mit diesem Unfassbaren ist oder scheint uns das
Weibliche überlegen. So macht auch das Geheimnisvolle der ätherischen Öle – selbst dann, wenn wir dank chromatografischen
Verfahren und C13-Spektroskopie einige ihrer chemischen Rätsel
lösen konnten – die Vieldeutigkeit des menschlichen Miteinan-
ders, besonders die Ambivalenz im Spannungsfeld der Geschlech-
ter deutlich.»

Wer die Musse hat, sich angesprochen fühlt und sich vertiefend
mit den Duftstoffen als Heilmittel beschäftigen möchte, dem
empfehle ich, sich diese Aufsätze in einer ruhigen Stunde zu
Gemüte zu führen. Sie zeigen, dass auch die Wissenschaft nicht
immer nur eine reine Verstandesarbeit beinhalten muss, dass sie
sehr wohl mit viel Liebe und Zuwendung, mit grosser Achtung
und Freude – hier gegenüber der Pflanzenwelt und damit den
Duftstoffen – betrieben werden kann.

Wenden wir uns nun den praktischen Möglichkeiten, ihren Formen und Grenzen zu. Dabei ist es wichtig, sich immer im klaren zu
sein, dass es oft Situationen gibt, in denen der Arzt zu Rate
gezogen werden muss. **Alle Rezepte, die ich im folgenden Teil
weitergebe, ersetzen nie den Arzt.** Erzähle ich von meinen eige-

nen Erfahrungen in Selbstversuchen, so dient dies lediglich dazu, gewisse Eigenschaften und Wirkungen der Düfte zu beschreiben. Die Eigenversuche empfehle ich in keinem Fall zur Nachahmung, da sie Fachkenntnisse voraussetzen.

Die Aromatherapie in der Anwendung

Vor Jahren befasste ich mich zusammen mit einer Kursgruppe mit dem Rosmarinöl. Die aromatherapeutische Dosierung kam dabei ebenfalls zur Sprache. Ich wandte meine Bedenken bezüglich der innerhalb der Aromatherapie üblichen hohen Dosierungen ein. Gemeinsam nahmen einige von uns die übliche Dosierung von 3–5 Tropfen auf eine Tasse Tee oder einen Esslöffel Honig ein. Andere nahmen lediglich einen Tropfen ein. Praktisch bei allen, die zwischen 3–5 Tropfen eingenommen hatten, entwickelten sich innerhalb von 10–15 Minuten zum Teil massive Nebenwirkungen. Die Nebenwirkungen bestanden in Schwindel, Blutkreislaufstörungen, und zwei Personen mussten sich sogar für gut drei Stunden hinlegen. All jene, die lediglich einen Tropfen Rosmarinöl eingenommen hatten, verspürten im allgemeinen einen Anstieg der Schweissabsonderung, eine verbesserte Durchblutung des ganzen Organismus und aktive Angeregtheit.

Die klassische Aromatherapie, wie sie Jean Valnet beschreibt, setzt die ätherischen Öle hauptsächlich allopathisch und symptomatisch ein. Die Anwendungen erfolgen hauptsächlich aufgrund der bekannten Zusammensetzungen und Wirkungen der ätherischen Öle. Die Aromatherapie orientiert sich damit in erster Linie am stofflichen Organismus und an den wirksamen Substanzen. Sie leitet die Wirkungen vom Reagieren des Körpers im Kontakt mit den ätherischen Ölen der Pflanzen ab. Dabei wird davon ausgegangen, dass jeder Mensch grundsätzlich ähnlich auf die einzelnen Essenzen anspricht. Konzentrierte Essenzen werden auf direktem Weg in die gewünschte Verdünnung geführt. Sie werden nicht potenziert, wie das bei homöopathischen Arzneien der Fall ist. Wenn also eine Verdünnung von 1:1000 erwünscht ist, so wird 1 ml Essenz in 1000 ml Lösungsmittel verdünnt. Es wird nicht eine stufenweise Verdünnung vorgenommen, wie wir es von der Homöopathie her kennen.

Alle Pflanzenessenzen, die wir in der Aromatherapie verwenden, haben, sofern es sich um ätherische Öle handelt, einige Eigenschaften gemeinsam: Sie wirken

- durchblutungsfördernd
- entzündungshemmend
- haut- und schleimhautreizend.

Wir können die einzelnen Duftstoffe oder ätherischen Öle weiter in verschiedene Wirkungsgruppen einteilen. Damit erhalten wir eine auf den Organismus bezogene übersichtliche Orientierungshilfe. Da jedoch die Eigenschaften der einzelnen Essenzen sehr vielfältig sind, kommt es häufig vor, dass die gleiche Essenz in verschiedenen Gruppen enthalten sein kann.
In der Liste der zur Verfügung stehenden Essenzen fehlen die Duftstoffe, die als «Absolue» oder als «Concrète» in der erweiterten Duftheilkunde angewendet werden, jedoch in der Aromatherapie **in keinem Fall** eingenommen werden dürfen.
In der Aromatherapie verwendete Duftstoffe oder ätherische Öle:

Anregend:
Basilikum, Eukalyptus, Minze, Muskatnuss, Nelke, Rosmarin, Wacholder, Zitrone, Zwiebel

Antibiotisch:
Fichte, Knoblauch, Zitrone, Zwiebel

Antirheumatisch:
Cajeput, Fichte, Knoblauch, Nelke, Niaouli, Rosmarin, Sassafras, Terpentin, Thuja, Wacholder

Auswurffördernd:
Angelika, Anis, Cajeput, Citronell, Eukalyptus, Fenchel, Fichte, Knoblauch, Majoran, Muskatnuss, Myrte, Niaouli, Origano, Quendel, Terpentin, Thymian, Toluol, Zimt, Zwiebel

Belebend:
Fichte, Mandarine, Orange, Rosmarin, Wacholder, Zitrone, Zypresse

Die Düfte in der Heilkunde

Beruhigend:
Anis, Baldrian, Basilikum, Bergamotte, Kamille, Kiefer, Knoblauch, Lavendel, Majoran, Melisse, Salbei, Zeder

Blähungswidrig:
Anis, Fenchel, Kamille, Kardamom, Kümmel, Melisse, Schafgarbe, Wacholder

Entzündungshemmend:
Kamille, Thymian, Zitrone

Gallenabflussfördernd:
Lavendel, Pfefferminz

Gallenbildend:
Lavendel, Pfefferminz, Schafgarbe

Gewürze, allgemein:
Basilikum, Bohnenkraut, Dill, Estragon, Fenchel, Ingwer, Knoblauch, Koriander, Kümmel, Liebstöckel, Minze, Origano, Petersilie, Salbei, Thymian, Ysop

Gewürze bitter:
Hopfen, Kalmus, Wermut, Salbei, Römische Kamille

Gewürze, scharf:
Pfeffer, Senf

Haut- und schleimhautreizend:
Arnika, Fichte, Rosmarin, Thuja, Thymian, Wacholder

Keimwidrig:
Ceylonzimt, Eukalyptus, Fichte, Kamille, Lemongras, Rosmarin, Terpentin, Tea Tree, Thymian, Zitrone

Krampflösend:
Kiefer, Lärche, Neroli (Orangenblüten), Rosmarin, Wacholder, Zeder

Liebeskraftfördernd (allgemein belebend und anregend):
Anis, Basilikum, Fichte, Ingwer, Kardamom, Koriander, Minze, Muskatnuss, Nelke, Pfeffer, Piment, Rosmarin, Safran, Sandelholz, Verbena, Wacholder, Ylang-Ylang, Zimt, Zitrone, Zwiebel

Liebeskraftvermindernd:
Dosten, Salbei

Menstruationsfördernd und unterleibskrampflösend:
Basilikum, Bohnenkraut, Dill, Estragon, Kamille, Liebstöckel, Majoran, Minze, Petersilie, Rosmarin, Salbei, Schafgarbe, Ysop

Milchbildend:
Anis, Fenchel, Kümmel, Verbena

Nervenstärkend:
Basilikum, Kiefer, Minze, Rosmarin, Thymian, Zitrone

Wassertreibend:
Liebstöckel, Petersilie, Rosmarin, Wacholder, Zitrone, Zypresse

Wurmtreibend:
Knoblauch, Niaouli, Thymian, Ysop, Zitrone, Zwiebel

Die orale Einnahme der Essenzen hat sicher ihre guten Seiten und auch ihre Berechtigung. Ich persönlich bin aber der Meinung, dass eine direkte Einnahme der Essenzen nur in Ausnahmen wirklich notwendig ist. Unsere Haut und unsere Nase sind bestens dafür geeignet, genügend hohe Dosen in unseren Organismus zu transportieren und so eine Wirkung zu erzielen. Ist die Einnahme von ätherischen Ölen wirklich notwendig, so sollten wir uns stets vor Augen halten, dass 1 Tropfen Essenz zwischen 50 und 100 Tassen Tee entspricht, wenn man sie unter Berücksichtigung des Wirkstoffverlustes durch die schlechte Löslichkeit der ätherischen Öle im Wasser aus der Frischpflanze auszöge. Wenn wir also nur einen einzigen Tropfen Pfefferminzöl in eine Tasse heisses Wasser geben, so erhalten wir eine stoffliche Wirkung, die dem Genuss von ca. 80 Tassen Pfefferminzblättertee entspricht. Daher sollten bei der Einnahme von Essenzen unbedingt einige Regeln beachtet werden:

— Jeder Mensch reagiert auf die gleiche Essenz unterschiedlich.
— 1–3 Tropfen Essenzen pro Tasse Tee bzw. heisses Wasser oder pro Esslöffel Honig reichen völlig aus, um die Botschaft der Essenzen sich entfalten zu lassen.

Merken wir uns: Zu hohe Dosen können

- Reizungen verursachen,
- unliebsame Nebenwirkungen auslösen und
- sind nicht nötig, denn «weniger ist mehr».

Neuere Untersuchungen bestätigen, dass sehr viele Essenzen eine lang anhaltende Wirkung zeigen und zudem vielfach in hohen Verdünnungen viel besser ihre Eigenschaften entfalten. Weiter scheint sich die Annahme immer mehr zu bestätigen, dass die Essenzen von unserem Organismus über die Anwendung von Bädern und Inhalationen ihre Eigenschaften viel besser entfalten können, als wenn sie über den Magen-Darm-Trakt aufgenommen werden.

- Synthetische oder halbsynthetische Essenzen dürfen nicht eingenommen werden. Es sollten nur Essenzen eingenommen werden, deren Verdünnungsmittel genau bezeichnet und entweder reiner Alkohol, Cognac oder ein hochwertiges Pflanzenöl ist.

Für eine innerliche Anwendung eignen sich sehr gut die «Duftwässer» – die sogenannten Hydrolate –, die bei der Destillation der Pflanze anfallen. Die Hydrolate sollten keinen Alkohol als Lösungs- oder Konservierungsmittel enthalten. Sie sind genügend lange haltbar, vorausgesetzt sie werden kühl, gut verschlossen und vor Licht geschützt gelagert. Die Wirkungen der Hydrolate entfalten sich in erster Linie im stofflich-organischen Bereich. Sie wirken weniger im seelischen Gefüge, da die ätherischen Öle an Wasser gebunden sind. Die Hydrolate können auch über längere Zeiträume als Kur eingenommen werden.

Rezepte

Mit schwachen Gliederschmerzen, einem ersten Ziehen in der Nase und leichten Kopfschmerzen meldete sich eine Grippe bei mir an. Sie passte mir nicht ganz in den Terminplan, und die Grippe und ich hatten auch gar keinen Termin miteinander vereinbart. Ich überlegte mir, was wohl das beste wäre. Die Zitronenessenz schien mir genau das richtige zu sein. Ich nahm also ein

Ein-Kilo-Einmachglas und füllte es bis zur Hälfte mit Meersalz. Auf das Meersalz tropfte ich drei Pipetten zu je ca. 40 Tropfen Zitronenöl. Ich verschloss das Glas und schüttelte das Meersalz gut, um es mit der Essenz zu mischen. Drei volle Hände sollten genügen, um ein belebendes, regenerierendes und die «Grippekäfer» vertreibendes Bad zu geniessen. Voller Freude stieg ich in das nach frischer Zitrone duftende Bad. Keine zwei Minuten hielt ich es aus. Jede Hautpore brannte, als ob mich Nadeln oder Brennesseln gestochen hätten.

Sofort war ich wieder aus dem Wasser. Die Haut war leicht gerötet und wie von Tausenden von kleinen Nadelstichen pulsierend. Ich duschte mich ab in der Hoffnung, das Brennen würde sich so lindern lassen. Doch weit gefehlt. Noch nach drei Stunden spürte ich die Nadeln in der Haut. So musste ich die für mich ideale Dosierung erst finden. Jedenfalls lernte ich dabei die Wirksamkeit eines Bades kennen, wohl nicht ganz in meinem Sinne, doch das nächste Mal gab es nur noch knappe 30 Tropfen auf ein halbes Kilo Meersalz, was vollkommen reichte.

Alle folgenden Rezepte sind ausnahmslos zur äusseren Anwendung gedacht. Sie wirken über die Haut und die Nase. Auf diese Weise gelangen die Essenzen in unseren Körper.

Verdunsten von Essenzen

Zum Verdunsten von Essenzen gibt es verschiedene Möglichkeiten:

- Wir geben die Essenzen in etwas Wasser und stellen das Gefäss auf einen Heizkörper.
- Wir formen aus Ton einen Ring, der so gross ist, dass er über eine Glühbirne gelegt werden kann. Auf den gebrannten Tonring träufeln wir einige Tropfen der Essenz (5–10 Tropfen, je nach Raumgrösse).
- Das ätherische Öl oder eine entsprechende Mischung tropfen wir auf ein Taschentuch, das wir bei uns tragen. Mit tiefen Atemzügen atmen wir die Essenzen bei Bedarf ein.
- Geben wir 1–3 Tropfen Essenz auf oder neben das Kopfkissen, begleitet uns der Duft in den Schlaf.
- In einem sogenannten «Duftlämpchen», das in Form und Grösse der Anwendung entspricht, füllen wir ins obere Gefäss

Wasser, und auf das Wasser lassen wir 5–10 Tropfen Essenz fallen. Durch die Wärme der Kerze im unteren Teil verdunstet das Wasser und mit ihm die Essenz. Das Wasser darf nicht sieden und sollte nie zu heiss werden, da sonst die Essenzen verbrennen und so ihre Wirkung verlieren.

— Duftessenzen können auch in Form von Duft- und Kräuterkissen angewendet werden. Wir füllen in ein Leinensäcklein eine geeignete Kräutermischung und geben der Mischung noch die unterstützende, verstärkende oder verschönernde Essenz hinzu.

— In Räumen wie Toilette und Badezimmer können wir Holzkugeln, z. B. aus Lindenholz, die in Essenzen eingetaucht oder damit beträufelt wurden, in einem Glas aufstellen und so den Raum frisch halten oder unangenehme Düfte neutralisieren. In der gleichen Art und Weise können wir Räume desinfizieren und reinigen.

Verdunsten oder indirektes Inhalieren

Zum Auffangen von beginnenden Erkältungen:

Zitronenöl	15 Tropfen
Tea Tree	5 Tropfen
Orangenöl	5 Tropfen

Die drei Essenzen werden miteinander gemischt. Mit der Mischung bereiten wir ein Bad zu (s. Bäder, Seite 94). Zugleich lassen wir die Mischung mit einer der oben erwähnten Möglichkeiten im Raum verdunsten. Vor dem Schlafen geben wir 3 Tropfen der Mischung neben das Kopfkissen auf das Bett, und während des Tages haben wir ein Taschentuch bei uns, mit 5 Tropfen der Mischung daraufgeträufelt, an dem wir hin und wieder tief einatmend riechen.

An sich reicht schon allein das Zitronenöl aus, wenn es in dieser Kombination von Anwendungsformen verwendet wird. Zitronenöl ist stark keimtötend und kann oftmals eine Grippe, die im Anzug ist, stoppen, bevor sie richtig zum Ausbruch kommt. Zudem wirkt Zitronenöl immer erfrischend und belebend. Es weckt am Morgen die Lebensgeister und hilft dem Verstand, «sich aus dem Nachthemd zu schälen» und klar zu denken. Es lässt sich sehr gut auch auf die Nacht hin anwenden, ohne dass es den Schlaf verhindern würde. Das Zitronenöl hilft sogar, den erfrischenden und erneuernden Schlaf besser geniessen zu können.

Vorsicht: Zitronenöl ist ein recht aggressives Öl und kann bei einigen Menschen schon in geringen Mengen Hautreizungen verursachen.

Die folgenden Mischungen können nach Belieben in einer der oben beschriebenen Anwendungsformen gebraucht werden.

Müdigkeit und Abgespanntheit:

Rosmarinöl	5 Tropfen	Pfefferminzöl	1 Tropfen
Lavendelöl	5 Tropfen	Orangenöl	1 Tropfen
Zitronenöl	5 Tropfen		

Steigerung der Konzentration:

Weihrauchöl	3 Tropfen
Lavendelöl	5 Tropfen
Zitronenöl	5 Tropfen

Schlafstörungen:

Neroliöl	3 Tropfen
Basilikumöl	1 Tropfen
Iriswurzelöl	1 Tropfen

Schwere Träume:

Neroliöl	5 Tropfen	Basilikumöl	1 Tropfen
Lavendelöl	1 Tropfen	Rosenöl	1 Tropfen
Irisöl	3 Tropfen		

Zum Lieben und Verlieben:

Jasminöl	3 Tropfen	Pfefferminzöl	2 Tropfen
Rosenöl	1 Tropfen	Ylang-Ylang-Öl	1 Tropfen
Basilikumöl	1 Tropfen		

Angespanntheit, innere Unruhe und Ängste:

Baldrianöl	3 Tropfen	Iriswurzelöl	2 Tropfen
Angelikaöl	3 Tropfen	Sandelholzöl	1 Tropfen
Muskateller-Salbei-Öl	1 Tropfen		

Unangenehme Gerüche:

Veilchenblätteröl	5 Tropfen
Zitronenöl	3 Tropfen

Als Mundwasser erfrischt und desodoriert die Mischung von Veilchenblätteröl und Zitronenöl ausgezeichnet.

Diese Mischung kann auch mit zwei Liter Wasser und 10 ml Alkohol verdünnt mit einem Zerstäuber im Raum versprüht werden, um unangenehme Gerüche zu beseitigen. Käse-, Fisch- und Zwiebelgerüche werden damit praktisch sofort neutralisiert.

Wir können die Mischung auch ins Waschwasser geben, wenn es gilt, Katzenkot zu entfernen oder Erbrochenes auszuwaschen.

Ein Tropfen in die Turnschuhe wirkt hervorragend geruchsbindend.

Auch diese Mischung können wir in einem «Duftlämpchen» verdunsten lassen und Räume mit schlechten Gerüchen auf diese Weise reinigen.

Bäder

Um eigene Bäder mit konzentrierten Essenzen herzustellen, gibt es verschiedene Möglichkeiten:

Das Meersalzbad

Dazu brauchen wir ein Glas, das Meersalz und die benötigten Essenzen. Ins Glas füllen wir 500 g Meersalz oder mehr, je nach Bedarf. Auf 500 g Meersalz geben wir insgesamt 25–30 Tropfen der Essenzen und verschliessen das Glas. Nun schütteln wir das Ganze gut durch. Nach eigenem Geschmack reichen für ein Vollbad 2–3 Hände voll von der Bademischung aus.

Das Meersalz als Badezusatz wirkt für sich allein schon heilend und regenerierend. Es eignet sich vor allem für Heilbäder. In Verbindung mit ätherischen Ölen wird die Heilwirkung noch verstärkt. Das Meersalz eignet sich besonders für Rheumabäder, Erkältungsbäder, Bäder bei verschiedenen Hautkrankheiten, verbunden mit Juckreiz, bei Erschöpfungszuständen und für nervenstärkende Bäder.

Wichtig: Meersalzbäder haben die Eigenschaft, die Haut leicht auszutrocknen. Dies kann erwünscht oder weiter nicht von Bedeutung sein. Doch bei Hautkrankheiten, in erster Linie bei trockenen Hautausschlägen, ist es wichtig, sich nach dem Bad mit einem guten Körperöl oder einer Körpermilch einzuölen. Bei Hautausschlägen ist auch unbedingt darauf zu achten, dass nicht alle ätherischen Öle verwendet werden dürfen.

Besonders geeignet sind Iris-, Veilchenblätter-, Neroli-, Narden- und Immortellenöl.

Das Honigbad

In ein Glas geben wir 50 g Bienenhonig. Insgesamt 25–30 Tropfen Essenzen werden mit dem Honig gut vermischt. Ist der Honig ausgezuckert oder eher fest, so stellen wir das Glas ins warme Wasser und erwärmen den Honig sanft. Von der Honig-Essenzen-Mischung benötigen wir je nach eigenem Bedürfnis und Geschmack 1–2 Esslöffel voll für ein Vollbad. Wir lassen die Mischung im warmen Badewasser zergehen.

Das Milchbad

Eine dritte Möglichkeit, die ätherischen Öle gut mit Wasser vermischen zu können, besteht darin, sie in Milch oder Rahm zu lösen.

Milch: Wir geben auf 1 dl Milch 25–30 Tropfen der Essenzen oder der Duftmischung, verschütteln sie gut und giessen die Hälfte davon in ein Vollbad.

Rahm: 25–30 Tropfen einer Mischung oder einer einzelnen Essenz vermischen wir mit 50 ml Rahm. Davon brauchen wir für ein Vollbad 1–3 Esslöffel, je nach Geschmack.

Das Honig- und das Milchbad eignen sich auch besonders gut als haut- und körperpflegende Bäder. Beide Trägerstoffe, Honig und Milch, sind von Natur aus schon sehr gute, hautpflegende Rohstoffe. Sie helfen der Haut, sich zu regenerieren und nähren sie.

Bei Erkältungen:

Zitronenöl	15 Tropfen
Thymianöl	3 Tropfen
Fichtennadelöl	5 Tropfen

Bei Gliederschmerzen:

Rosmarinöl	10 Tropfen	Lavendelöl	3 Tropfen
Wacholderöl	5 Tropfen	Niaouliöl	2 Tropfen
Fichtennadelöl	5 Tropfen		

Entspannend:

Lavendelöl	10 Tropfen	Baldrianöl	1 Tropfen
Neroliöl	5 Tropfen	Kiefernadelöl	3 Tropfen
Melissenöl	5 Tropfen		

Anregend und belebend:

Rosmarinöl	5 Tropfen	Zitronenöl	10 Tropfen
Rosenöl	1 Tropfen	Pfefferminzöl	3 Tropfen
Orangenöl	5 Tropfen		

Nervenstärkend:

Kiefernadelöl	15 Tropfen	Myrtenöl	3 Tropfen
Sandelholzöl	5 Tropfen	Origanoöl	1 Tropfen
Rosenöl	1 Tropfen		

Bei allgemeinen Hautausschlägen:

Iriswurzelöl	10 Tropfen
Veilchenblätteröl	10 Tropfen
Neroliöl	5 Tropfen

Für ein Bad zu zweit, zum Verlieben und Lieben:

Rosenöl	1 Tropfen	Pfefferminzöl	3 Tropfen
Basilikumöl	10 Tropfen	Gardeniaöl	5 Tropfen
Muskateller-Salbei-Öl	3 Tropfen	Ylang-Ylang-Öl	3 Tropfen

Als Grundlage zur Herstellung eines guten Massageöls verwenden wir verschiedene pflanzliche Öle. Neben einzelnen Ölen können wir auch sehr schöne Mischungen als Grundlage zubereiten, welche die Eigenschaften der verschiedenen Öle miteinander verbinden.

Die Herstellung ist sehr einfach: In das fette Öl oder Ölgemisch tropfen wir die Essenz oder Essenzen und schütteln sie gut durch. Danach können wir mit der Massage schon beginnen. Auf 1 dl fettes Öl oder Ölgemisch geben wir ca. 25–35 Tropfen ätherisches Öl.

Verspannungen und Muskelschmerzen:

Wacholderöl	10 Tropfen	Pfefferminzöl	5 Tropfen
Rosmarinöl	10 Tropfen	Lorbeerblätteröl	5 Tropfen
Thujaöl	3 Tropfen		

Grundlage: 1 dl Olivenöl

Anwendung: Die schmerzenden Partien täglich 2–3mal einreiben.

Menstruationsbeschwerden:

Schafgarbenöl	5 Tropfen	Majoranöl	10 Tropfen
Pfefferminzöl	5 Tropfen	Estragonöl	5 Tropfen
Bohnenkrautöl	5 Tropfen		

Grundlage: 50 ml Mandelöl und 50 ml Johannisblüten-Ölauszug miteinander gemischt.

Anwendung: Das Öl sparsam auf dem Unterleib einmassieren. Bis Linderung eintritt, mehrmals täglich anwenden. Vorsicht: Nicht mit der Scheide (Vagina) in Berührung bringen.

Dreimonatskrämpfe bei Säuglingen:

Kümmelöl	25 Tropfen

Grundlage: 1 dl Mandelöl

Anwendung: Mit der Fingerspitze unter kreisenden Bewegungen auf und rund um den Nabel leicht einmassieren.

Die Düfte in der Heilkurde

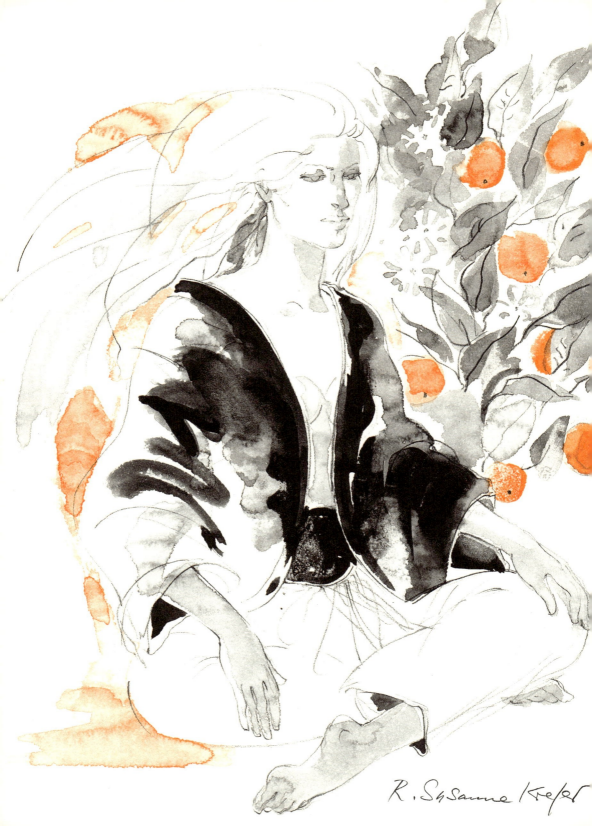

R. Susanne Kefer

Narbenbehandlung:

Nardenöl	10 Tropfen	Iriswurzelöl	
Neroliöl	5 Tropfen	(Veilchenwurzel)	5 Tropfen
Immortellenöl	3 Tropfen	Veilchenblätteröl	5 Tropfen

Grundlage: 5 ml Nachtkerzenöl, 10 ml Borretschsamenöl, 25 ml Bilsenkrautöl, 30 ml Aprikosenkernöl, 30 ml Mandelöl

Anwendung: Die Narbe morgens und abends einölen.

Fusspilz:

Tea-Tree-Öl   25 Tropfen

Grundlage: 100 ml Johannisblüten-Ölauszug

Anwendung: Morgens und abends die betroffenen Stellen und darum herum grosszügig auftragen. Über die Nacht eventuell auch Kompressen auflegen.

Scheidenpilzkrankheiten:

Kamillenöl	7 Tropfen
Thymianöl	7 Tropfen
Tea-Tree-Öl	10 Tropfen

Grundlage: 50 ml Johannisblüten-Ölauszug, 50 ml Mandelöl

Anwendung: Auf eine Slipeinlage oder Binde ca. ½ Kaffeelöffel 3–4mal täglich auftragen und in die Unterhosen einlegen.

Allgemeines Massageöl:

Neroliöl	5 Tropfen	Muskateller-	
Basilikumöl	3 Tropfen	Salbei-Öl	3 Tropfen
Nardenöl	3 Tropfen	Rosenöl	1 Tropfen
Iriswurzelöl	7 Tropfen	Vanilleöl	3 Tropfen

Grundlage: 30 ml Mandelöl, 10 ml Olivenöl, 40 ml Aprikosenkernöl und 10 ml Avocadoöl

Anwendung: Für eine erholsame und entspannende Massage nach Bedarf anwenden.

Haut- und körperpflegendes Einreibeöl:

Geraniumöl	5 Tropfen	Lavendelöl	3 Tropfen
Iriswurzelöl	5 Tropfen	Neroliöl	5 Tropfen
Grapefruitöl	10 Tropfen		

Grundlage: 30 ml Aprikosenkernöl, 30 ml Mandelöl, 20 ml Avocadoöl, 10 ml Olivenöl und 10 ml Jojobaöl

Anwendung: Nach dem Baden oder Duschen die Haut leicht einölen. Das Hautöl zieht sehr gut ein.

Salben und Balsame

Wer sich gern eine Salbe oder einen Balsam zubereiten möchte, der kann sich grundsätzlich an folgendes Rezept halten:

Olivenöl	100 ml
Bienenwachs	10 g
ätherisches Öl gesamthaft	1–2 ml

Die Zubereitung ist denkbar einfach: Das Olivenöl wird im Wasserbad erwärmt und das Bienenwachs direkt darin geschmolzen. Sobald das Bienenwachs im Olivenöl geschmolzen ist, wird das ätherische Öl oder das Gemisch dazugegeben und kurz mit einem sauberen Spatel verrührt. Jetzt kann der Balsam in kleinere Töpfe abgefüllt werden.

Wichtig: Nach dem Abfüllen sollte der Topf nicht sofort verschlossen werden. Mit einem Haushaltpapier oder Fliesspapier bedecken wir den offenen Topf, bis der Balsam ganz ausgekühlt ist. Verschliessen wir den Topf sofort nach dem Abfüllen, bildet sich auf der Oberfläche des Balsams und auf der Deckelinnenseite Kondenswasser. Das wiederum sind beste Voraussetzungen zur Schimmelbildung.

Rezepte

Die Rezepturen sind für 110 g Balsam berechnet, also 100 ml Olivenöl und 10 g Bienenwachs.

Insektenstiche:

Pfefferminzöl	15 Tropfen
Lavendelöl	15 Tropfen
Neroliöl	5 Tropfen

Anwendung: Betroffene Stellen mit dem Balsam kühlen und zum Abschwellen bringen.

Rheuma:

Wacholderöl	10 Tropfen	Nelkenöl	5 Tropfen
Thujaöl	5 Tropfen	Lorbeerblätteröl	10 Tropfen
Rosmarinöl	10 Tropfen		

Anwendung: Nach Bedarf mehrmals täglich den Balsam auftragen.

Wundbehandlung:

Anstelle des Olivenöls verwenden wir hier Ringelblumen-Ölauszug. Dieser wird wie der Johannisblüten-Ölauszug hergestellt.

Lavendelöl	25 Tropfen
Thymianöl	5 Tropfen
Weihrauchöl	5 Tropfen

Konzentrierte Essenzanwendungen

Bei diesen Anwendungen handelt es sich um spezielle Möglichkeiten, die nur in der angegebenen Weise vom Laien angewendet werden dürfen.

Lavendelöl

ist ein sehr wirksames Desinfektions- und Wundheilmittel. Es darf ohne weiteres als solches – unverdünnt und direkt aufgetragen – zur Wundreinigung verwendet werden. Seine Eigenschaften bewirken auch ein rasches und schönes Verheilen von Wunden. Das Lavendelöl brennt selbst beim direkten Wundkontakt nicht. Bei der Anwendung des Lavendelöls ist es wichtig zu wissen, dass der Wundverschluss sehr rasch geschieht. Manchmal ist es von Vorteil, wenn eine Wunde sich etwas langsamer schliesst, damit sie sich reinigen kann. In diesen Fällen sollte das Lavendelöl nicht verwendet werden, sondern an seiner Stelle Lavendelwasser, das sich ebenfalls sehr gut zur Wundreinigung eignet.

Rosmarinöl

Wer des öftern kalte Gliedmassen hat oder in der kühleren Jahreszeit leicht fröstelt, wer erschöpft und müde ist, den erholsamen Schlaf aber dennoch nicht finden kann, der wird die Wirkung des Rosmarinöls schätzen.

Auf ein Taschentuch geben wir einige Tropfen der Essenz und riechen ab und zu daran. Sehr rasch spüren wir die belebende und anregende Eigenschaft des Rosmarins. Das Rosmarinöl hat kreislaufanregende und herzstärkende Eigenschaften. Das hat zur Folge, dass sich der Blutdruck erhöht und damit kalte Gliedmassen und Frösteln in ein warmes Körperempfinden übergehen und Müdigkeit und Erschöpfung rasch verfliegen.

Thujaöl

ist ein stark wirksames ätherisches Öl, das nur in kleinsten Dosierungen vom Laien benutzt werden sollte. Seine antivirösen Eigenschaften nutzen wir hauptsächlich zur Behandlung von Warzen, ähnlich dem Schöllkrautsaft. Wir nehmen ein Wattestäbchen und tränken es mit Thujaöl. Damit betupfen wir die Warzen täglich 3–5mal gut. Das getränkte Wattestäbchen kann in einem gut verschlossenen Glas zur öfteren Verwendung aufbewahrt werden. Wichtig ist, das Glas vor Licht geschützt zu verwahren. Bei jeder Anwendung geben wir erneut einen Tropfen des Thujaöls auf das Stäbchen.

Vorsicht: Schwangere Frauen dürfen Thuja nicht anwenden. Thuja hat auch abortive Eigenschaften und regt die Gebärmuttermuskulatur sehr stark an. Das kann unter Umständen zu einem Abort oder zu einer Frühgeburt führen.

Zitronenöl

Auf die Anwendung von Zitronenöl als vorbeugendes Mittel zur Grippebehandlung habe ich schon hingewiesen (siehe Seite 92). In dieser Anwendung kann das Zitronenöl unverdünnt verwendet werden. Es sollte aber nie unverdünnt direkt mit der Haut oder den Schleimhäuten der Augen, der Nase und des Mundes in Berührung kommen, d. h., es darf in keiner anderen Anwendung unverdünnt verwendet werden.

Lokale Reiztherapien

Nasale Reflextherapie

Aufgrund des Buches «Nasale Reflextherapie mit ätherischen Ölen» von Niels Krack machte ich verschiedene Selbstversuche.

Zwei Nasenstäbchen, auf die ich je 1 Tropfen konzentriertes Muskateller-Salbei-Öl gebe, führe ich in die beiden Nasenhöhlen ein. Während ca. 3 Minuten lasse ich die Essenz einwirken und atme tief durch die Nase ein und durch den Mund aus. Auf der linken Seite stellt sich nach kurzer Zeit ein leichter stechender und ziehender Schmerz ein. Er zieht über die Schläfe zur Schädelmitte hin. Ich werden auf das Empfinden einer glasklaren Sicht aufmerksam. Die Gegenstände nehme ich in ihrer Gestalt und ihren Umrissen viel deutlicher und schärfer wahr. Das Ziehen und der leichte Schmerz halten noch an. Beim Einatmen empfinde ich eine luftige, befreiende Leichtigkeit. Wider Erwarten entwickelt sich kein Brennen und keine feurige Wärme. Eine kühle und angenehme Frische ist in jedem Atemzug. Ich entferne die beiden Nasenstäbchen. Die Nase ist frei, und das Atmen ist so rein, wie ich es noch selten erlebt habe. Nach ca. 10 Minuten ist die Nase nach wie vor frei. Das Einatmen ist spürbar und sehr bewusst. Jeder Atemzug gleicht einem frischen, sanften Luftstrom. Ich spüre ihn, wie er über die Naseninnenwände streicht und die feinen Nasenhaare berührt und bewegt. Jede Richtungsänderung des Luftstromes nehme ich wahr. Seinen Weg ins Innere meines Organismus bis tief in die Lungen kann ich zum erstenmal wirklich mitverfolgen. Fast ist es so, als könnte ich in meinem Inneren den Atem sehen. Der leichte Schmerz auf der linken Seite über dem Auge und der Schläfe hin zur Schädelmitte ist etwas abgeklungen. Nur noch ein leichter Druck ist vorhanden, der sich über das Jochbein, die Augenbraue zum Schädel hin zieht. Im Innern des Kopfes spüre ich einen leichten Druck, der jedoch nicht schmerzhaft, sondern eher leicht betäubend, hypnotisch wirkt. Was sich jetzt langsam zu äussern beginnt, ist eine ganz feine Form eines eingeengten Gesichtsfeldes. Der offene Bereich ist sehr klar, scharf und

zentriert, sich sammelnd auf den verkleinerten Ausschnitt des Gesichtsfeldes.

Inzwischen ist gut eine halbe Stunde vergangen. Auf der rechten Schädel-
seite, etwas oberhalb des Ohres, spüre ich einen leichten Druck. Er zieht
ebenfalls zum Scheitel hin. Die Nase beginnt sich noch stärker zu reinigen. Ich
entdecke die Leichtigkeit, innere Bilder zu formen und heraufzuholen. Es ist
ein Wahrnehmen, so als ob hinten in den Augen eine Leinwand wäre und ich
vom Schädelinnern her auf diese Leinwand schauen würde. Die Bilder zeigen
sich zum einen im Augeninnern hinter der Iris, zum andern scheint es so, als
würden sie, ausgehend von der Brustbeinspitze, nach aussen fliessen und
sichtbar werden. Es ist ein zweifaches Sehen: Einmal im Augeninnern und
zugleich auch ausserhalb von mir mit dem «Auge des Herzens». Um ein
solches Bild zu sehen, brauche ich lediglich einen Gedankenimpuls oder ein
Gefühl, und schon beginnt sich das Bild zu formen.

Es sind nun 45 Minuten vergangen. Ein zarter Schleier hat sich über meine
Augen gesenkt. Nur eine ganz kleine Öffnung ist noch frei. Durch diese
Öffnung ist die Sicht um vieles klarer und nochmals schärfer geworden.
Wellen von feinen Schauern ziehen vom Kopf her über den Rücken zu den
Füssen bis in die Zehen und in den Händen bis in die Fingerspitzen. Ein
angenehmes, warmes, wohliges Gefühl. Es ist eine schöne, strahlende Kraft
in mir und um mich herum. Sie fliesst über den Scheitel in mich hinein und
durch die Fusssohlen hinunter in die Erde. Ich spüre, wie die Knie leicht weich
sind, doch ich kann sehr gut laufen und mich bewegen.

Nach 1½ Stunden: Ich fühle mich wohl. Das Denken fällt mir sehr leicht, und
es ist unwahrscheinlich klar. Der Atem fliesst frei und offen. Jetzt spüre ich
ein zartes erotisches Empfinden innerhalb des Beckens und der Genitalien.
Die Leisten sind sehr empfindlich, und mit ihnen auch die Lymphdrüsen. Ein
leichter Druck bis hin zu einem milden Schmerz meldet sich. Zugleich spüre
ich aber im Bauch und Unterleib ein warmes, lustvolles Gefühl. Es entwickelt
sich eine milde Wärme, die sich im ganzen Bauch-Unterleibs-Bereich aus-
dehnt und sich als Freude und Sinnlichkeit mitteilt. Das Steissbein, die Nieren
und die Kreuzwirbel nehme ich sehr gut wahr. Die Nieren schmerzen leicht,
und ein sanftes Ziehen stellt sich ein. Die Kreuzwirbel sind wie der Nacken
völlig entspannt. Am Scheitel spüre ich einen warmen, kreisenden Punkt. Das
erotische Empfinden hält sehr lange an.

Ich trinke eine Tasse Kaffee. Innerhalb von 3–5 Minuten sind die Empfindungen und die gesteigerte Sensibilität aufgelöst. Es zeigt sich jedoch, dass sie

lediglich etwas in den Hintergrund getreten sind. Bei weiteren Eigenversuchen wiederholen sich diese Erfahrungen und Erlebnisse.

Dass die Nase in ihrer Physiognomie ganze Wesenszüge des
Menschen zum Ausdruck bringt, wussten schon die Ägypter,
Griechen und Römer. Die heilige Hildegard von Bingen sagte in
«De causae et urae»: «Die Augen sind die Wege des Menschen,
die Nase ist sein Verstand.» Lavater bemerkte: «Eine schöne Nase
wird nie in einem hässlichen Gesicht zu finden sein!»
Der Nasalen Reiztherapie begegnen wir schon sehr früh. Schon
das Schnupfen von Schnupftabak kann als eine Art aromatherapeutische Reiztherapie, wie wir sie heute formulieren, betrachtet
werden. Anfänglich enthielt der Schnupftabak nicht einmal Spuren
von Tabak. Es waren verschiedene Kräutermischungen, die fein
zerrieben geschnupft wurden, um so ihre lösenden und reinigen-
den Eigenschaften zu nützen. In alten Schnupftabakrezepturen
finden wir zahlreiche Pflanzen, die heute als ätherische Öldrogen
bezeichnet werden.
In der Nasalen Reiztherapie mit ätherischen Ölen kommt nun die
Erkenntnis hinzu, dass die Nasengänge und Nasenhöhlen sogenannte Reizzonen, ähnlich den Fussreflex- und Handreflexzonen,
sind. Wie diese stehen die nasalen Reizzonen über Nervenbahnen
in direkter Verbindung mit den verschiedenen Körperorganen.
Aufgrund der Erfahrungen von Dr. W. Fliess, die er 1901 bei
Untersuchungen von Menstruationskrämpfen und dem prämen-
struellen Syndrom bei Mädchen und Frauen machte, entwickelte
sich im Laufe der Jahre das System der **Nasalen Reflextherapie mit
ätherischen Ölen.** Fliess beobachtete, dass Menstruationsbe-
schwerden auch stets mit einer gesteigerten Schmerzempfindlich-
keit und Schwellung an bestimmten lokal begrenzten Orten im
Naseninnern verbunden waren. Mittels Kokain betäubte er diese
Stellen. Dabei erfuhr er, dass die Menstruationsschmerzen in der
der behandelten Nasenseite gegenüberliegenden Körperseite für
kurze Zeit nachliessen oder gar gänzlich verschwanden.
Verschiedene Ärzte griffen seine Erfahrungen auf, und ein reges
Erproben und Forschen entwickelte sich. Sowohl in der Schulmedizin als auch in der naturheilkundlichen Praxis wird diese an sich

Die Düfte in der Heilkunde

recht einfache und sehr wirkungsvolle Therapieform aber immer noch eher stiefmütterlich behandelt. Mit dem aufkeimenden Interesse an den ätherischen Ölen scheint jedoch auch für die Nasale Reiztherapie die Zeit langsam zu kommen. Niels Kracks Arbeit, «Nasale Reiztherapie mit ätherischen Ölen», enthält die Basis, auf der weiter aufgebaut, entwickelt und verfeinert werden kann.

In zahlreichen Eigenversuchen durfte ich die unwahrscheinliche Potenz der Essenzen, in dieser Form der Therapie angewendet, erfahren. Doch möchte ich dringend davor warnen, diese Art der Therapie als Laie selbst auszuführen. Erstens setzt sie eine sehr gute Kenntnis im Umgang mit den ätherischen Ölen und ihren Eigenschaften voraus, und zweitens besteht bei falscher Anwendung eine grosse Verletzungsgefahr des Nasenraumes. Diese Therapie, wie an sich auch die Aromatherapie, gehört in die Hände von fachlich gut ausgebildeten Personen, die sowohl ein tiefes Verständnis für die Essenzen als auch für die Naturheilkunde und den Menschen als ganzen haben. Für den Laien besteht jedoch die Möglichkeit, mittels Inhalationen ohne allzu grosse Risiken ähnliche Eigenschaften und Wirkungen der ätherischen Öle erfahren zu können.

Durch Eigenversuche habe ich zahlreiche Essenzen in ihrer Wirkung überprüft. Einige Erfahrungen erzählten mir verschiedene andere Menschen, und so fanden wir jene Essenzen, die sich sowohl als einzelne Öle wie auch als Mischung mit anderen Essenzen eignen. Andere Essenzen sollten nur in Mischungen angewendet werden, und dann gibt es sehr viele ätherische Öle, die vom Laien ohne fachliche Beratung überhaupt nicht angewendet werden dürfen. Ich verweise hier auf den Anhang und bitte den Leser zum Nutzen seiner Gesundheit und der Naturheilkunde, die angegebenen Regeln unbedingt zu beachten.

Zur Nasal-Inhalation nehmen Sie ein sauberes Taschentuch oder eine frische Gaze. Darauf geben Sie 1–2 Tropfen einer Essenz oder einer Mischung. Das Tüchlein halten Sie, ohne es anzupressen, locker, mit sanftem Druck vor die Nase, schliessen Augen und Mund und atmen 1–2 Minuten gut durch die Nase ein. Nach jedem Einatmen geben Sie mit Daumen und Zeigefinger für einen kurzen Augenblick leichten Druck auf die Nasenflügel und halten so die

Die Düfte in der Heilkunde

Nase zu, während Sie auf fünf zählen. Zum Ausatmen nehmen Sie das Tüchlein von der Nase weg und atmen durch den Mund gut aus.

Eine weitere Möglichkeit der Inhalation ist mehr oder weniger bekannt: In eine Schüssel mit sehr heissem Wasser geben wir 3–5 Tropfen der Essenz oder einer Mischung. Mit einem Tuch über dem Kopf beugen wir uns über die Schüssel und inhalieren mit geschlossenem Mund und Augen den aufsteigenden Dampf während 3–8 Minuten ein. Zum Ausatmen heben wir das Tuch ab und atmen gut durch den Mund aus.

Rezepte

Die folgenden Rezepte bestehen ausschliesslich aus Mischungen. Die Anwendung von einzelnen Essenzen kann unter Umständen zu Wirkungen führen, die nicht erwünscht sind. Sobald sich ein Brennen in der Nase, leichte Benommenheit oder Schwindel, aber auch andere unangenehme Wirkungen zeigen, ist sofort mit dem Inhalieren aufzuhören.

Unterleib

Menstruationsbeschwerden:

Basilikumöl	3 Tropfen	Pfefferminzöl	2 Tropfen
Majoranöl	2 Tropfen	Salbeiöl	1 Tropfen
Estragonöl	2 Tropfen		

Nieren- und Blasenbeschwerden:

Wacholderöl	3 Tropfen
Terpentinöl	3 Tropfen
Sandelholzöl	1 Tropfen

Bauch

Blähungen:

Lavendelöl	3 Tropfen
Pfefferminzöl	3 Tropfen
Origanoöl	1 Tropfen

Durchfall:

Bohnenkrautöl	3 Tropfen
Orangenöl	1 Tropfen
Salbeiöl	1 Tropfen

Verstopfungen:		**Verdauungsstörungen:**	
Korianderöl	3 Tropfen	Anisöl	3 Tropfen
Rosmarinöl	2 Tropfen	Estragonöl	3 Tropfen
Zitronenöl	2 Tropfen	Gewürznelkenöl	1 Tropfen

Leber-/Gallenbeschwerden:		**Fettsucht:**	
Lavendelöl	5 Tropfen	Gewürznelkenöl	3 Tropfen
Pfefferminzöl	3 Tropfen	Schafgarbenöl	3 Tropfen
Rosmarinöl	1 Tropfen	Zitronenöl	3 Tropfen

Brust und Lungen

Erkältungen, allgemein:		**Trockener Reizhusten:**	
Origanoöl	3 Tropfen	Anisöl	5 Tropfen
Ysopöl	3 Tropfen	Irisöl	3 Tropfen
Zitronenöl	7 Tropfen	Niaouliöl	3 Tropfen

Verschleimte Bronchien:	
Basilikumöl	3 Tropfen
Pfefferminzöl	3 Tropfen
Wacholderöl	3 Tropfen

Kopf

Schwindel:		**Kopfschmerzen:**	
Lavendelöl	5 Tropfen	Lavendelöl	5 Tropfen
Bohnenkrautöl	3 Tropfen	Pfefferminzöl	3 Tropfen
Rosmarinöl	1 Tropfen	Gewürznelkenöl	1 Tropfen

Wetterfühligkeit:		**Migräne:**	
Basilikumöl	3 Tropfen	Canangaöl	3 Tropfen
Lavendelöl	3 Tropfen	Lavendelöl	5 Tropfen
Pfefferminzöl	3 Tropfen	Muskateller-Salbei-Öl	1 Tropfen

Gedächtnis:	
Beifussöl	3 Tropfen
Gewürznelkenöl	1 Tropfen
Lavendelöl	5 Tropfen

Unruhiger Schlaf:

Lavendelöl	5 Tropfen
Irisöl	3 Tropfen
Rosenöl, echt, 5 %ig	1 Tropfen

Einschlafstörungen:

Baldrianöl	3 Tropfen
Melissenöl	3 Tropfen
Fichtenöl	1 Tropfen

Durchschlafschwierigkeiten:

Baldrianöl	3 Tropfen
Lavendelöl	5 Tropfen
Irisöl	3 Tropfen

Süsse Träume:

Lavendelöl	5 Tropfen
Basilikumöl	3 Tropfen
Nardenöl	1 Tropfen

Angstträume:

Baldrianöl	3 Tropfen
Angelikaöl	3 Tropfen
Basilikumöl	3 Tropfen

Träume, Schockerlebnisse:

Angelikaöl	3 Tropfen
Irisbutter, 5 %ig	3 Tropfen
Neroliöl	3 Tropfen

Euphorisierend:

Citronellöl	5 Tropfen
Kardamomöl	3 Tropfen
Muskateller-Salbei-Öl	1 Tropfen

Aphrodisisch (liebeskraftsteigernd):

Jasminöl	3 Tropfen
Sandelholzöl	3 Tropfen
Ylang-Ylang-Öl	3 Tropfen

Segmentreiztherapie mit ätherischen Ölen und die Head'schen Zonen

Der englische Neurologe Dr. med. Henry Head (1861–1946) beobachtete in seiner Praxis, dass bei Erkrankungen bestimmter Organe sich gleichzeitig eine Hautsensibilität bandartig über bestimmte Körperbereiche einstellte. Seine Beobachtungen führten ihn dazu, mittels verschiedener Reize auf der entsprechenden Hautregion zu versuchen, auf die ursprünglich erkrankten Organe einzuwirken. Dabei stellte er erstens fest, dass die betroffenen inneren Organe eine verbesserte Durchblutung erfuhren und damit dem Selbstheilungsimpuls ohne zusätzliche medikamentöse Behandlung überlassen werden konnten. Zweitens machte er die Beobachtung, dass wiederum mittels der Hautreize die inneren

Organe angeregt, aber auch beruhigt werden konnten. Magenübersäuerung konnte er so z. B. ausgleichen und harmonisieren. All seine Beobachtungen liessen ihn nicht eher ruhen, bis er gewisse Zusammenhänge zwischen den inneren Organen und diesen Hautzonen erkannte. In seinen weiteren Arbeiten stellte Dr. Head dann fest, dass einzelne Nervenbahnen, ausgehend von bestimmten Wirbeln der Wirbelsäule, teils direkt und teils über Verzweigungen, doch immer unmittelbar mit dem inneren Organ und den Hautzonen in Verbindung sind.

Nach den Arbeiten von Dr. Head ist die Wirbelsäule in vier Wirbelgruppen einzuteilen:
Halswirbel (Nackenregion) = HW1–HW8
Brustwirbel (mittlere bis obere Rückenregion) = BW1–BW12
Lendenwirbel (mittlere bis untere Rückenregion) = LW1–LW5
Kreuzbeinwirbel (untere Rückenregion) = KW1–KW5

Jeder Wirbel korrespondiert durch seine abgehenden Nerven mit bestimmten inneren Organen und nach aussen, zur Hautoberfläche, mit bestimmten Hautzonen:

HW1	Gesichtsknochen, Kopf, Kopfhaut, Innenohr und Hypophyse
HW2	Stirn, Zunge, Auge, Seh- und Hörnerven
HW3	Wangen, Aussenohr, Stamm- oder Mittelhirnnerven
HW4	Mund, Nase, Lippen und Ohrtrompete
HW5	Halsdrüsen, Kehlkopf, Stimmbänder und Rachenhöhle
HW6	Mandeln, Hals- und Schultermuskeln
HW7 HW8	Oberarme (ohne Wirbelverbindung)

BW1	Unterarme, Speise- und Luftröhre
BW2	Herz
BW3	Brustkorb, Brüste, Lungenflügel und Bronchien
BW4	Gallenblase
BW5	Leber und Solarplexus
BW6	Magen

BW7   erster Teil des Zwölffingerdarms und Bauch-
        speicheldrüse
BW8   Zwerchfell und Milz
BW9   Nebennierenrinde
BW10   Nieren
BW11   Harnröhre und Niere
BW12   Eileiter und Dünndarm

LW1   letzter Teil des Dickdarms und Dickdarm
LW2   Hüften und auslaufende Oberschenkelmuskulatur
LW3   Blase, Hoden, Eierstöcke, Gebärmutter und Knie
LW4   untere Rückenmuskulatur, Ischias und Prostata
LW5   Fussrist, Zehen, Füsse, Fussgelenk und Unterschenkel

KW1–5   Mastdarm, äussere Genitalien und Steissbeindrüse

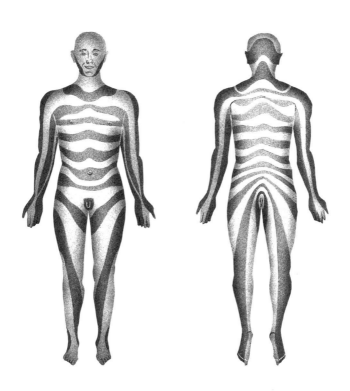

Die Düfte in der Heilkunde

Die Wirkung und Beeinflussung der inneren Organe über die Hautzonen oder Segmentzonen, wie sie später in der Neuraltherapie von den Gebrüdern Huneke genannt werden sollten, geschieht über das vegetative Nervensystem. Damit stellt die Segmentreiztherapie mit ätherischen Ölen ebenfalls eine Art Neuraltherapie dar, die in den Grundzügen mit den verschiedensten Reiztherapien wie Baunscheidt, Bädern, Massagen, Pflastern, Neuraltherapie nach Huneke oder auch der Moxa-Behandlung verglichen werden kann.

Die Segmentreiztherapie mit ätherischen Ölen kann auch verbindend und übergreifend in die Energiefeldbeeinflussung bei Mensch, Tier und Pflanze eingesetzt werden. In dieser Art von Therapie kann sich sehr schön der sinnliche Geist der Essenzen und dessen Wirken entfalten.

Es geht uns hier nicht in erster Linie um die Behandlung von Krankheiten, sondern um die Erhaltung der Gesundheit und die Förderung der Sinnlichkeit. Daher gehe ich auch nicht ausführlich auf die Reiztherapie als krankheitstherapeutische Behandlungsweise ein. In der eigentlichen Segmenttherapie werden entweder unverdünnte oder mit einem fetten Öl verdünnte Essenzen auf die Hautzonen aufgetragen und so auf die zugehörigen inneren Organe eingewirkt.

Wir können die Segmentreiztherapie im täglichen Leben zur allgemeinen Stärkung, Gesundheitserhaltung und Schönheitspflege anwenden. Dabei sollen die folgenden Rezepte für Massageöle und Bäder als Ideen und Anregungen dienen. Die Essenzen sind so gewählt, dass sie sich gegenseitig ergänzen und in der Segmenttherapie im Menschen ausgleichende, harmonisierende und lebensbejahende Kräfte anregen.

Massageöl

In der Massage lassen sich auf sanfte Art die einzelnen Hautzonen und mit ihnen die zugehörigen inneren Organe entsprechend beeinflussen. Wir schenken dem Hautsegment während der Massage ein wenig mehr Aufmerksamkeit.

Als Ölgrundlage kann folgende Mischung dienen:

Mandelöl	30 ml	Avocadoöl	20 ml
Aprikosenkernöl	30 ml	Jojobaöl	10 ml
Olivenöl	20 ml		

Die folgenden Massageöl-Mischungen sind so zusammengestellt, dass sie stets eine ausgleichende Wirkung haben.

Für Sie:

Ylang-Ylang-Öl	3 Tropfen	Muskateller	
Jasminöl	3 Tropfen	-Salbei-Öl	1 Tropfen
Rosenöl,		Sandelholzöl	1 Tropfen
echt, 5%ig	3 Tropfen		

Für Ihn:

Sandelholzöl	3 Tropfen	Benzoeöl	2 Tropfen
Kardamomöl	2 Tropfen	Irisöl	3 Tropfen
Costusöl	1 Tropfen		

Für Partner:

Basilikumöl	3 Tropfen	Muskateller-	
Ambrette-		Salbei-Öl	1 Tropfen
körneröl	3 Tropfen	Jasminöl	3 Tropfen
Irisöl	3 Tropfen		

In der Schwangerschaft:

Irisbutter, 1%ig	3 Tropfen
Veilchenöl	3 Tropfen
Rosenöl	1 Tropfen

Für das Kind:

Jasminöl	1 Tropfen	Honigöl	1 Tropfen
Irisbutter, 1%ig	1 Tropfen	Nardenöl	1 Tropfen
Veilchenöl	1 Tropfen		

Bad

Im Bad werden gleichzeitig alle Hautsegmente gemeinsam und mit ihnen die entsprechenden inneren Organe beeinflusst. Die Mischungen habe ich auch hier so zusammengestellt, dass sie auf den jeweils individuellen ausgeglichenen Idealzustand hinwirken.

Als Badegrundlage kann Meersalz, Honig oder Milch dienen (s. Seite 94).

Für Sie:

Nardenöl	1 Tropfen	Vanilleöl	3 Tropfen
Irisöl, 1%ig	2 Tropfen	Ylang-Ylang-Öl	3 Tropfen
Rosenöl, echt, 5%ig	2 Tropfen		

Für Ihn:

Sandelholzöl	3 Tropfen	Basilikumöl	2 Tropfen
		Gardeniaöl	1 Tropfen
Rosenöl, echt, 5%ig	3 Tropfen	Kieferöl	2 Tropfen

Für Partner:

Tonkabohnenöl	3 Tropfen	Benzoeöl	1 Tropfen
Ambrette-		Jasminöl	2 Tropfen
körneröl	3 Tropfen	Ylan-Ylang-Öl	1 Tropfen

In der Schwangerschaft:

Jasminöl	3 Tropfen	Veilchenöl	1 Tropfen
Irisbutter, 1%ig	2 Tropfen	Nardenöl	1 Tropfen
Rosenöl, echt, 5%ig	1 Tropfen		

Für das Kind:

Neroliöl	3 Tropfen
Irisbutter, 1%ig	1 Tropfen
Veilchenöl	1 Tropfen

Irgendwann im Laufe der Nacht drehe ich mir aus einem Stück Watte einen kleinen Bausch. Darauf gebe ich 1 Tropfen echtes Rosenöl. Den Wattebausch mit dem Rosenöl lege ich in die rechte Ohrmuschel oberhalb des Gehöreingangs. Ich lasse den Wattebausch da und beobachte mich aufmerksam.

Das Ohr ist mit der Nase, der Haut, der Zunge und den Augen das fünfte Sinnesorgan. Wie der Geruchs- und Gesichtssinn ist der Gehörsinn mittels Nervenbahnen direkt mit unserem Gehirn verbunden. Ohne Umwege gelangen gehörte Sinneseindrücke an unsere Grosshirnrinde und werden dort verarbeitet oder zum Teil weitergeleitet. Genauso wie ein Geruch oder Geschmack kann der Klang einer Musik in Bruchteilen von Sekunden in uns ganze Erlebnisse und Erinnerungen wachrufen. Ja, sogar Erinnerungen an Düfte oder Berührungen können durch ein Musikstück miteinander in Verbindung gebracht werden.
Vielleicht kennen sie das auch: Ich liege im Bett, die Augen geschlossen, bereit zum Schlafen. Ruhig und entspannt gleite ich langsam in den Dämmerzustand hinüber. Rund um mich herum ist es still. Ich höre in meinen Ohren dem Rauschen des Blutes zu, das mich an einen fliessenden Strom erinnert. Auf einmal erklingt Musik. Ich höre im Innern des Ohres ein klassisches Stück, das mir sehr gut gefällt, eine Filmmusik oder ein Lied. Hinzuhören und dabei ganz still zu sein, ist ein wunderbares Gefühl. Mit der Musik erwachen Erinnerungen und Gefühle, manchmal auch Wünsche und Träume, die mit den Klängen in irgendeiner Verbindung stehen. Ich geniesse diese Augenblicke, denn es gelingt mir nur ganz selten, bewusst dieses Erlebnis einzuleiten, meist sind es ganz spontane Ereignisse.
Die chinesische Akupunktur weiss vom Ohr noch sehr viel mehr zu erzählen. Sie entdeckt im Ohr den ganzen Menschen, und zwar in der Embryohaltung.
Da wir mit den Essenzen in bezug auf die einzelnen Meridianpunkte zu wenig genau arbeiten können, berücksichtigte ich vorerst die Möglichkeit, ätherische Öle mittels Ohrreflexen auf uns einwirken zu lassen, nicht weiter. 1984 erschien dann das Buch «Die Heilkunst der Sufis» von Sheikh Hakim abu Abdullah Moi-

nuddin al Chrishtiyya (Hermann Bauer Verlag, Freiburg i. Br.).
Sheikh Hakim zeigt aus der Heilkunde der Sufis eine Anwendung
von Essenzen durch Einwirkung über das rechte Ohr. Angeregt
durch das kurze Kapitel über diese Möglichkeit, prüfte ich einige
zusätzliche Essenzen und wendete sie in dieser Art an. Die Erfahrungen zeigen auch hier, wie wunderbar das Angebot der Düfte
ist, vorausgesetzt wir halten uns an die Regeln, die sie uns vorge-
ben.
Praktisch sieht die Anwendung folgendermassen aus: Sie nehmen
einen kleinen Wattebausch und geben 1 Tropfen der Essenzen-
Mischung darauf. Diesen Wattebausch legen Sie in die Vertiefung
der rechten Ohrmuschel, unmittelbar oderhalb der Ohröffnung.
Nach ca. 30 Minuten bis 1 Stunde entfernen Sie den Wattebausch
wieder aus der Ohrmuschel.

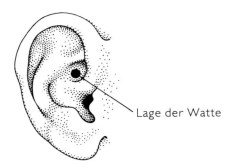

Lage der Watte

Beim rechten Ohr kommen hier fünf Nervenbahnen zusammen
und bilden ein Nerven-(Energie-)Zentrum.
All meine Erfahrungen mit dieser Anwendungsform zeigen, dass
die Essenzen auf diese Weise in direkter Berührung mit dem
Menschen ihre Botschaften als Schwingungsenergie übertragen.
Die reine, allopathische Anwendung der Düfte beginnt sich hier
allmählich zu verwandeln und führt zu einer erweiterten, ganzheitlichen Duftheilkunde hin. Diese arbeitet mit dem ganzen Menschen und dem verwendeten Mittel in einer Stoff, Seele und Geist
verbindenden Art und Weise.
Es lassen sich in dieser Weise gut einzelne Essenzen anwenden. All
jene Essenzen, die im Anhang entsprechend bezeichnet sind,
dürfen nicht benutzt werden (siehe S. 162 ff.).

Auch für diese Art der Anwendung erarbeitete ich einige Mischungen, die dieser Möglichkeit gerecht werden. Wie Sie aus den Rezepten ersehen, sind die Bezeichnungen und Wirkungsbereiche mit Begriffen aus dem seelischen Wahrnehmen umschrieben.
Die Anwendung der ätherischen Öle über das Ohr wirkt ebenso gut, wie ein im Raum verteilter Duft.

Rezepte

Für Schutz und Geborgenheit:

Angelikaöl	3 Tropfen	Basilikumöl	1 Tropfen
Baldrianöl	3 Tropfen	Nardenöl	1 Tropfen
Irisbutter, 1%ig	1 Tropfen		

Für Liebe und Freude:

Basilikumöl	3 Tropfen	Jasminöl	1 Tropfen
Rosenöl,		Muskateller-	
echt, 5%ig	3 Tropfen	Salbei-Öl	1 Tropfen
Irisbutter, 1%ig	1 Tropfen		

Zum Wurzeln und Wachsen:

Weihrauchöl	3 Tropfen	Irisbutter, 1%ig	1 Tropfen
Angelikaöl	3 Tropfen	Nardenöl	1 Tropfen
Muskateller-			
Salbei-Öl	2 Tropfen		

Zum Öffnen und Erkennen:

Zitronenöl	3 Tropfen	Rosenöl,	
Muskateller-		echt, 5%ig	1 Tropfen
Salbei-Öl	1 Tropfen	Weihrauchöl	1 Tropfen
Lavendelöl	3 Tropfen		

Für die Zeit zu zweit:

Sandelholzöl	3 Tropfen	Ylang-Ylang-Öl	3 Tropfen
Basilikumöl	3 Tropfen	Muskateller-	
Ambrette-		Salbei-Öl	3 Tropfen
körneröl	3 Tropfen		

Bevor ich mich hinlegte, vergass ich den Wattebausch mit dem Rosenöl aus der Ohrmuschel zu nehmen. Ich bin eingeschlafen. Zwar habe ich sehr gut und tief geschlafen, an Träume erinnere ich mich nicht, doch fühlt sich mein Kopf etwas schwer und benommen an. Da es letzte Nacht stark schneite, gilt es jetzt, den Weg wieder freizuschaufeln. Ich ziehe mich an und beginne mit der Arbeit. Es ist recht anstrengend, und trotz der beissenden Kälte komme ich ins Schwitzen. Nach einiger Zeit halte ich inne. Mit der Nase in der Luft schnuppernd, kommt mir ein sehr bekannter Duft entgegen. Ich ziehe den Duft ein und versuche mich an ihn zu erinnern. «Ah, klar: Rose!» Die ganze Luft um mich herum duftet intensiv nach Rosen! Jetzt wird mir langsam klar warum: Über Nacht hatte der Rosenduft auf dem Wattebausch genügend Zeit, in meinen Körper zu gelangen. Nun atme ich ihn wieder durch die Haut aus. So dufte ich und die Welt um mich herum wie tausend blühende Rosenbüsche. Ich muss schmunzeln und schaufle, den Rosenduft geniessend, weiter. Der Schwindel und der dumpfe Druck im Kopf haben sich gelöst und sind von der frischen, kühlen Luft wieder ausgeglichen worden. Der Gehalt an Rosenduft hat sich durch die körperliche Arbeit einigermassen normalisiert. Dennoch dufte ich noch nach zwölf Stunden, wenn auch nur noch zart, nach Rose.

Klang – Farben – Düfte

Mitternacht ist schon vorbei. Eine helle und klare Nacht neigt sich langsam dem Ende entgegen. Es ist 3 Uhr morgens. Ins Wasserbecken des Ofens tropfe ich nochmals Angelika, Muskateller-Salbei und Baldrian. Vor mir liegt ein Stapel Bücher, Zeitschriften, Zeitungsausschnitte und all meine Notizen und Skripten, die sich im Laufe der Jahre allein schon zum Thema der Düfte und Sinneswahrnehmungen angesammelt haben. Ich sichte die Unterlagen, sortiere, scheide aus und lasse mich in die Welt der Neurologie, Elementarteilchenforschung, Farben- und Klanglehren und Duftanwendungen entführen. Im Raum sind die Geräusche des brennenden Holzes, die Klänge von Musik und das Rascheln des Blätterns in Büchern und Notizen. Völlig vertieft folge ich meinen Aufzeichnungen. Meine Sinne sind durch die Einsamkeit hier in der Hütte anders, feiner, schärfer – sensibler geworden. Die zart umhüllende, erdige Wärme der Duftmischung breitet sich wieder im Raum aus. Ich schrecke auf. Dieses Knacken in der Ecke hinter mir lässt mich einen Moment zusammenzucken. Eine leise Unruhe erfasst mich, ich stehe auf und gehe im Zimmer ein wenig auf und ab. Wieder etwa um die gleiche Zeit. Die dritte Nacht und zum drittenmal! Was soll das? Ich entspanne mich und versuche meine Ruhe wieder zu finden.

Unsere Hemisphären

In unserem ganzen Leben, in all unseren Tätigkeiten ist es einmal die linke Hirnhälfte, die ihr Wirken äussert und dann wieder die rechte Hirnhälfte. Die linke Hirnhälfte hilft uns zu verstehen und zu erklären, die rechte Hirnhälfte lässt uns schöpferisch gestalten. Zwischendurch spielt uns das Mittelhirn oder limbische System einen Streich und bewirkt, dass wir uns verlieben, wütend werden, reflexartig reagieren, um kurz darauf wieder ausgelassen zu lachen. Was wir hören, sehen und riechen, lässt uns auf Empfang und zugleich auf Sendung gehen.
Soviel war schon lange bekannt. Die jüngsten Forschungen der Neurologie zeigen erstaunliche und zugleich faszinierende Zusammenhänge im Wechselspiel der beiden Gehirnhälften und des

Mittelhirns, des limbischen Systems. Ergebnisse aus diesen Forschungen zwingen uns zu einer total neuen Betrachtungsweise der
Funktionen unseres Zentralnervensystems und damit auch des
Gehirns. Zahlreiche Ergebnisse bestätigen Aussagen, Beschreibungen und symbolische Darstellungen früherer Jahrhunderte
und ihrer Kulturen – sie hatten dasselbe schon erkannt und
drückten es lediglich in anderen Worten und auf andere Art und
Weise aus. Religionen und Mythen widerspiegeln in verschlüsselter Sprache dieses Wissen. Erst jetzt beginnt der Mensch die
Schlüssel dieser alten Sprache wieder zu verstehen und neu zu
formulieren. Alte Pfade sind ausgetreten, und alte Zeiten neigen
sich dem Ende zu. Der Mensch – und mit ihm auch die Wissenschaften aller Richtungen – beginnt neue, seiner Entwicklung
entsprechende Möglichkeiten und Gesetzmässigkeiten zu entdek-
ken und zu formulieren.
Durch Beobachtungen, Erfahrungen und viele eigene Versuche
entwickelte ich eine Art Skelett, einen Rohbau einer Duftheilkunde, die ich als «Ganzheitliches Heilen mit Düften» oder, ange-
lehnt an den von Krumm-Heller geprägten Begriff «Osmologie»,
als «Ganzheitliche Osmologie» bezeichne. In diesem Kapitel versuche ich, das Grundgerüst zu schildern und die grundsätzlichen
Überlegungen dazu zu formulieren. Wichtig ist mir, darauf hinzu-
weisen, dass auch hier noch vieles unklar und zum Teil auch
widersprüchlich ist. Das zeigt sich vor allem da, wo es um vergleichende Gegenüberstellungen oder Analogien geht, eine Problematik, die ich bereits angesprochen habe. Das Unfertige ist aber
gerade auch die Voraussetzung für Weiterentwicklung. Was als
fertig und abgeschlossen erklärt wird, bedeutet zugleich auch
Stillstand. Die «Ganzheitliche Duftheilkunde» stellt nach meinem
heutigen Stand der Erkenntnis eine Zwischenstufe dar: sie bietet
bestimmte Hilfsmittel und Werkzeuge, mit denen jeder interessierte Mensch weiterarbeiten und eigene Erfahrungen sammeln
kann. Damit ist auch die Entwicklung hin zu einer individuellen
Ausprägung offen. Es ist eine Art Grundausstattung, wie es ein
Hammer und ein Nagel ist. Fehlt eines der beiden, ist nicht viel
zusammenzuführen. Kann mit Hammer und Nagel einigermassen
umgegangen werden, sind sie sehr dienliche Werkzeuge, mit

denen der eine Bretter zusammennagelt und der andere einem
Spielzeug seine Form verleiht.

Die Grundprinzipien

Zusammen mit dem Klang, den Farben, dem Geschmack und dem
Ertasteten ist für uns Menschen der Geruch eine elementare
Wahrnehmung, der wir heute im allgemeinen viel zu wenig Beachtung schenken. Mit Ausnahme der Parfumindustrie und einigen
wenigen Menschen, die sich und ihr Leben den Düften verschrie-
ben, schenkt die Welt dem Geruchssinn und damit auch den
Düften kaum grosse Aufmerksamkeit. Düfte sind eine Rander-
scheinung, etwas Nebensächliches und zugleich Unausweichli-
ches, Unabänderliches. Wir schenken der Nase und ihrer Wahrnehmungsfähigkeit kaum Beachtung. Ihre Sensibilität ging zunehmend verloren oder war dermassen mit starken Umweltdüften
überreizt, dass sie dauernd damit beschäftigt war, üble Gerüche
soweit als möglich herauszufiltern. Wir verlernten zum grossen
Teil, Eindrücke, die sich uns durch die Nase vermitteln, zu diffe-
renzieren. Wir reagieren in erster Linie nur noch unbewusst auf
Düfte.
Wenn unsere Aufmerksamkeit heute wieder vermehrt der Nase
und den Düften gilt, so kommt dabei auch der Wunsch nach
vertiefter Sinneswahrnehmung und deren Verfeinerung zum
Ausdruck. Die Düfte fordern direkt dazu auf, die Nase und mit ihr
Körper, Seele und Geist empfänglich zu machen und für die
Eindrücke des Augenblicks zu öffnen. Der Duft ist flüchtig wie der
erlebte Moment. Er ist Lebensatem, der die Botschaft der Schöpfung und die Einmaligkeit des Jetzt in sich birgt. In den Düften sind
die Ideen, die jetzt gültig sind, und zugleich die Vergangenheit, die
Gegenwart und die Zukunft als Ganzes enthalten. Es sind Schlüs-
selbotschaften, mit deren Hilfe wir Wege entdecken können, die
zu Entwicklung, Wachstum, Heilung und Entfaltung führen. Diese
Urideen können nur dann zum Ausdruck kommen, wenn wir
bereit sind, Fakten, die der Vergangenheit angehören, und die
Gefangenschaft in Konventionen – welcher Art auch immer –

Klang – Farben – Düfte

abzulegen. Dann können Düfte in einer ganzheitlichen Heilkunde zur Gesunderhaltung und Heilung neu wirksam werden. Viele Worte und Begriffe sind im Laufe der Jahrhunderte durch Wertungen, die ihnen der Mensch verlieh, vorbelastet. Es ist wichtig, dass wir uns diesen Begriffen im nachfolgenden möglichst frei von Wertung nähern.

Ein wichtiger Schlüssel, der uns weiterhilft, ist in der natürlichen Harmonie zu finden. Für uns sind zunächst einmal die Harmoniegesetze in der Musik und in den herkömmlichen Farblehren erste Ausgangspunkte, um eine Basis der Duftharmonie zu erarbeiten. Dass es sich beim Klang, bei der Farbe und beim Duft um die gleichen Grundgesetze handelt, kommt auch durch unsere Sprache zum Ausdruck. Werden in der Musik, der Malerei und der Kunst Elemente harmonisch gemischt, sprechen wir immer vom Komponieren. Wir sprechen genauso von Duftnoten wie der Musiker von Klangfarben und der Maler von Farbtönen. Alle drei Bereiche wirken auf unsere sinnliche Wahrnehmung in gleicher Weise. Wie ich bereits sagte, die Nase und mit ihr der Geruchssinn sind ohne irgendwelche Umwege mit unserem Gehirn verbunden. Duftreize erreichen uns völlig unverfälscht. Ebenso sind Gehörsinn und Gesichtssinn und mit ihnen die Ohren und die Augen direkt mit dem Gehirn verbunden. Auch diese Sinneseindrücke erreichen uns ohne Verfälschung. Allenfalls ist die persönliche Wahrnehmung und mit ihr die Auslegung und Entzifferung der Botschaften unterschiedlich. Der einzelne Duft erfährt keine Veränderung durch unsere Wahrnehmung. Seine Schwingung bleibt die gleiche, wie ein Klang oder eine Farberscheinung sich in ihren Frequenzen durch unsere Wahrnehmung auch nicht verändern.

Beginnen wir bei unserem stofflichen Körper und der Physik. Wie wir gesehen haben, arbeitet unser Gehirn in einer Form, die ich als dreigeteilte Arbeitsweise bezeichne. Wir haben die linke Gehirnhälfte: Sie arbeitet vorwiegend als das intellektuelle, denkende, verstandesorientierte und vernünftige Wesen. Mit ihrer Hilfe lernen und verstehen wir. Die rechte Hirnhälfte ist die Quelle der schöpferischen Arbeit. Sie hilft uns malen, zeichnen, musizieren, bildhauern und gestalten. Durch sie empfangen wir Ideen und Träume. Das Mittelhirn, das limbische System, liegt organisch gesehen unterhalb der rechten und linken Hirnhälfte in der Mitte zwischen beiden. Es hilft uns fühlen, empfinden und unwillkürlich zu reagieren. In ihm ist unsere ganze Geschichte, unsere Vergangenheit bis in die Urzeiten zurück enthalten. Symbole und Mythen, Riten und Zeremonien sind mit ihm eng verknüpft und sprechen es direkt an.

Der Tag ist vorwiegend die Zeit des Verstandes, also der linken Hirnhäfte und die Nacht ist in erster Linie die Zeit der rechten Hirnhälfte. Zwischen Tag und Nacht ist die Dämmerung, deren Erscheinung und Ausdruck dem Wirken des Mittelhirns entspricht. Was die Dämmerung für Tag und Nacht ist, ist das Mittelhirn für die linke und rechte Hirnhälfte. Die Dämmerung bildet den Übergang und ist auch zugleich die Verbindung zwischen Tag und Nacht. Das Mittelhirn weist ebenfalls auf den Übergang hin und ist die Verbindung zwischen rechter und linker Hirnhälfte.

Wagen wir uns in der vergleichenden Gegenüberstellung einen Schritt weiter und verwenden dabei die Prinzipien der Polaritäten. Die linke Hirnhälfte entspricht dabei dem männlichen, aktiven, handelnden Prinzip und die rechte Hirnhälfte dem weiblichen, passiven, empfangenden Prinzip. Das Mittelhirn wiederum trägt in sich das Neutrale, das Ruhende, die zwischen männlichem und weiblichem Prinzip vermittelnde Idee. In der Sprache der östlichen Betrachtungsweisen heissen diese Prinzipien oder Kräfte Yin, Yang und Chi. Die rechte Hirnhälfte als weibliche Kraft entspricht dem Yin, die linke Hirnhälfte als männliche Kraft entspricht dem Yang und das Mittelhirn als vermittelnde Kraft entspricht Chi.

In unserem Leben gibt es nichts, das nicht auch Schwingung ist. Jeder Klang, jede Farbe und jeder Duft hat eine ihm eigene Schwingung. Jede Zelle in unserem Organismus hat ebenfalls ein messbares Schwingungsmuster.

Die neueren Ergebnisse aus der neurobiologischen Forschung bestätigen, dass die linke Hirnhälfte in ihrer Aktivität eine höhere Frequenz oder Schwingungszahl an elektrischen Impulsen hat als die rechte Hälfte. Übernimmt die rechte Hirnhälfte die Aktivität, bedeutet das, wir sind entspannt und bewegen uns in sogenannten Tagträumen oder im Schlummerzustand: die Frequenz oder Schwingungszahl ist niedriger. In diesem Zustand besteht auch eine verstärkte Aufnahmebereitschaft gegenüber inneren und äusseren Botschaften. Diese Erkenntnisse werden ja bekanntlich schon seit einigen Jahren zum Beispiel in der Spracherlernung genutzt. Autogenes Training zielt darauf hin, bewusst einen entspannten Zustand des gesamten Organismus einzuleiten. So wird durch Übung vermehrt die rechte Hirnhälfte angesprochen. Es gibt zahlreiche Methoden, Anleitungen und Therapien, die immer in erster Linie darauf hinzielen, eine ausgewogene innere Harmonie bewusst aufzubauen.

In weiteren Untersuchungen und Forschungen entdeckten Neurologen, dass es möglich ist, nicht nur den Wechsel von der Aktivität der einen zur Aktivität der anderen Hirnhälfte gezielt zu bewirken, sondern vielmehr auch, sie in einen Gleichklang zu führen. Das heisst dann, dass beide Hirnhälften in der gleichen Schwingung, in der gleichen Frequenz arbeiten. Sie sind nicht mehr voneinander getrennt, sondern sie verschmelzen für die Dauer des Gleichklangs miteinander zu einer Einheit. Dabei wird über jedes Ohr ein anderes Klangmuster in bestimmten Fequenzen zu den beiden Hirnhälften gesandt. Da das Gehirn in seinem Wesen – wie auch der ganze Mensch – grundsätzlich das Bestreben nach Harmonie, nach Ausgleich hat, beginnt es nun im Schwingungsmuster der Differenz zwischen den beiden Frequenzen zu schwingen. Es versucht, in seinem Bestreben nach Harmonie zwischen den unterschiedlichen Frequenzen einen Ausgleich zu schaffen. Lassen wir z. B. über das linke Ohr ein Klangmuster in der Frequenz von 200 Hertz und über das rechte Ohr ein Klangmuster von 204 Hertz zu beiden Gehirnhälften kommen, beginnt nach ca. 10 Minuten das Gehirn in der Frequenz von 4 Hertz zu schwingen. Diese Frequenz entspricht den sogenannten Delta-Wellen. Diese sind hauptsächlich im traumlosen Tiefschlaf für das Wellenmuster des Gehirns kennzeichnend. Das Gehirn ist entspannt. Dieser Vorgang wird als sogenannte Hemisphärensynchronisation bezeichnet. Mit der Erkenntnis dieser Tatsache stiess man auch auf die grundsätzlichen Gemeinsamkeiten der verschiedenen Entspannungs- und Meditationstechniken und ihre körperliche Wirkungsweise. Beides, die von aussen über das Gehör eingegebenen unterschiedlichen Klangmuster und die Reaktion unseres Gehirns

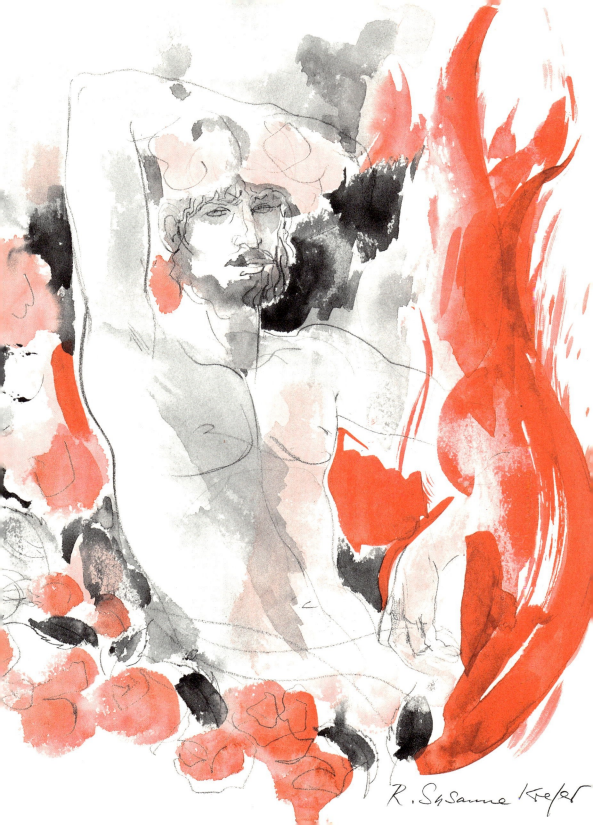

R. Susanne Kreßl

darauf ebenso wie all die Entspannungsübungen (Yoga, Meditation, Autogenes Training usw.), führen dazu, dass unser Gehirn die
getrennten Aktivitäten und Aufgaben von links und rechts allmählich verschmelzen lässt. Die Übergänge zwischen links und rechts
werden fliessend.

Bis zum Schwingungsbereich zwischen 8 Hertz und 13 Hertz
schlummert das Mittelhirn noch. Es arbeitet immer noch für uns im
unbewussten Zustand. Gehen die Schwingungsfrequenzen tiefer,
also unter 8 Hertz bis 4 Hertz, tritt das Mittelhirn mit seinen
Inhalten und Bildern in Aktion. Es schwingt im Theta-Wellenbe-
reich. Beim ungeübten Menschen bdeutet das, dass er anfänglich
unter Umständen einschläft. Schwingt das Gehirn innerhalb dieses
Wellenbereiches, sind wir entweder in Traumphasen oder in
tiefer Meditation mit allenfalls sehr intensiven, stark symbolhalti-
gen Bildern. Den bewusst erzeugten Delta-Wellenbereich, also
0–4 Hertz, erreichen nur geübte Menschen. Dieser Zustand entspricht dem eines Yogis oder tibetanischen Mönches in tiefster
Versenkung, Samahdi oder Erleuchtung erlangend.

Die Forschung und mit ihr die Technik macht vieles möglich. Doch
eines ist sicher, im unvorsichtigen oder übermässigen Anwenden
dieser Methode, die den heutigen Menschen unvorbereitet und
ohne Übung in Zustände führt, die ihm unbekannt sind, bergen
sich auch Gefahren. Es werden unter Umständen Bereiche im
Innersten des Menschen aufgebrochen und aufgewühlt, die besser
im Unbewussten geruht hätten und allenfalls nur langsam an die
Oberfläche des Bewusstseins hätten geholt werden sollen.

Für uns ist diese Technik der Hemisphärensynchronisation insofern von Bedeutung, als dass sie ein weiteres Teilchen im Ganzen
darstellt, welches uns zeigt, wie mögliche Wege zur Gesunderhaltung, zur Freude, zum Ausgleich und zur Heilung innerhalb einer
ganzheitlichen Betrachtungsweise aussehen könnten.

Die gleichen Ereignisse treten beim richtigen Umgang und Ab-
stimmen von Farbtönen oder Duftnoten ein. Anstelle von Klangmustern, die über den Gehörsinn zur Synchronisation der beiden
Hirnhälften führen, können wir Farben oder Düfte dazu benutzen.
Die Farben wirken über den Sehnerv des Auges und die Düfte
über den Riechnerv der Nase. Sowohl bei der Verwendung von

Klang – Farben – Düfte

Klangmustern als auch bei Farb- oder Duftkompositionen eröffnen sich uns ganz neue Erfahrungen und Entwicklungsmöglichkeiten, die alte Betrachtungsweisen abzulösen beginnen.

Ein weiteres wichtiges Element kommt hinzu. Wir müssen zwischen den physikalischen und den geistigen Schwingungen unterscheiden. Vielfach erfahren Frequenzen Umkehrungen, d. h. dass eine hohe physikalische Frequenz einer tiefen geistigen Frequenz und eine niedrige physikalische Frequenz einer hohen geistigen Schwingung entsprechen. Meine Erfahrungen zeigen, dass in der Anwendung der Düfte, vereint mit Farben und Klängen, diese Umkehrung tatsächlich die Regel ist. Sie entspricht an sich auch den neurologischen Forschungsergebnissen, insofern als — immer bezogen auf die Hirntätigkeit — niedrige Frequenzen Entspannung, Ausgeglichenheit und Erholung bis hin zum mystischen Erleben und hohe Frequenzen Aktivität, Unruhe und auch — als polare Wirkung — Niedergeschlagenheit bedeuten.

Betrachten wir nun einmal die Beziehungen zwischen den Düften, den Klängen und den Farben untereinander. Der Klang wird in Hertz gemessen und damit seine Frequenz bezeichnet, bei den Farben ist die Masseinheit das Nanometer. Eine einheitliche physikalische Massangabe für die Schwingungen der Düfte fehlt bis anhin. In der Duftindustrie wird von einem Duftkreis gesprochen, der hilft, die Düfte mittels Farbzuordnungen zu gruppieren. Dieser Duftkreis entspricht jedoch eher einer Umsetzung sinnlicher Wahrnehmung, für die unsere Sprache keine Worte kennt. Wenn wir von Düften und unserem Empfinden sprechen, so sind es praktisch immer vergleichende Begriffe, die uns bekannte Erscheinungen oder Erlebnisse zu Hilfe nehmen. Jeder einzelne Duftstoff könnte mit Hilfe des Flammen-Spektrometers in der Wellenlänge seiner Farbe erkennbar gemacht werden. Jeder Ton hat eine bestimmte Wellenlänge, und jeder Klang ein Wellenspektrum. Mittels eines Vergleichs könnten Düfte, deren Farben mit dem Flammen-Spektrometer bestimmt wurden, in Klänge umgesetzt werden.

Klang – Farben – Düfte

Zuordnung Duft–Klang–Farbton

Die Gegenüberstellung der Düfte mit Tonleitern treffen wir erstmals beim französischen Parfumeur Piesse in seinem Werk «Histoire des Parfums», erschienen 1905, an. Nach Piesse wird eine nach den Harmoniegesetzen der Musik zusammengestellte Duftkomposition als abgerundet und harmonisch empfunden.

Die zwei Notenschlüssel nach Piesse

Sol-Schlüssel	Fa-Schlüssel
Veilchen (= unteres Re)	Patschuli (= unteres Do)
Akazie	Vanille
Tuberose	Alheli[1]
Zitronenblüte	Benzoe
Heu[1]	Steinbrech[1]
Eberraute	Storax
	Gewürznelke
Kampfer	Sandelholz
Bitter Mandel[1]	
Portugal[1]	Waldrebe[1]
Narzisse	Kalmus
Pfeifenstrauch	Bibergeil
Schweinsbohne[2]	Pergularia[2]
Pfefferminz	Perubalsam
Jasmin	Nelke
	Geranium
Bergamott	
Zeder	Heliotrop
Ambra	Lilie
Magnolie	Moschus
Lavendel	Riechbohnen[2]
	Toluolbalsam
Minze	Zimt
Ananas[1]	Rose (= hohes Do)
Zitrone	
Verbena	
Zibet (= hohes Fa)	

[1] heute nur noch als synthetischer Duftstoff erhältlich
[2] nicht mehr erhältlich

Klang – Farben – Düfte

All jene, die von der Musiktheorie her wissen, wie ein harmonischer Dreiklang gebildet wird, können damit entsprechende Akkorde – Duftakkorde – gestalten.

An dieser Stelle möchte ich noch auf eine weitere Schrift hinweisen. 1976 erschien im Karl F. Haug Verlag eine kleine Schrift, verfasst von Dr. Hermann Karsten. Die Schrift trägt den Titel: «Duft-Farb-Ton-Therapie bei psychosomatischen Erkrankungen». Dr. H. Karsten beschreibt seine Beobachtungen und Erfahrungen in der Kombination von heilenden Düften mit Farben und Musik. Was die Farben anbelangt, lehnt er sich an die Beschreibungen der Farbwirkungen nach Professor Eberhard an. Für die Musik nahm er klassische Werke von J. S. Bach, Albinoni u. a. und verband diese beiden mit dem Duft zu den drei sinnlichen Wahrnehmungsformen: Es entstand die Duft-Farb-Ton-Therapie. In dieser Therapie wurden verschiedene Eigenschaften miteinander kombiniert und so eine harmonisierende bis heilende Wirkung beobachtet.

Ein einzelner reiner Ton, z. B. A mit einer Frequenz von exakt 440 Hertz oder Fis mit 369,99 Hertz, kann nur mittels eines technischen Geräts in seiner abstrakten Tonqualität hörbar gemacht werden. Wird mit einem Musikinstrument ein solcher Ton gespielt, entstehen immer Resonanzen, verursacht durch den Klangkörper des Instrumentes (z. B. beim Klavier durch andere Saiten, die mitschwingen). Dadurch entstehen keine reinen Tonqualitäten, sondern auch Ober- und Untertöne: Es entsteht Klang. Erst dieser Klang weckt in uns das Empfinden der Harmonie oder Disharmonie.

Reine Farben, z. B. Grün, wissenschaftlich definiert mit 546 nm, oder Blau mit 435 nm, existieren in der Natur nur selten. Diese reinen Farbtöne – den Tönen in der Musik vergleichbar – wecken in uns kein Gefühl von Qualität. In der Farbskala existiert z. B. Braun als Farbe nicht. Braun ist eine Mischfarbe und fehlt auch in den Spektralfarben des Regenbogens. Ein grünes Blatt oder eine rote Blume sind immer Mischfarben oder Farbqualitäten. Sie sind mit dem Klang in der Musik vergleichbar. Erst die Mischfarben lassen in uns das Empfinden von Harmonie oder Disharmonie entstehen.

Klang – Farben – Düfte

Bei den Düften entdecken wir die gleichen Prinzipien. Wie bereits aufgezeigt, sind Düfte immer Mischungen verschiedener einzelner natürlich-chemischer Stoffe. Der Duft des Rosmarins entsteht durch die natürliche Mischung von Camphen, Myrcen, Limonen, Eucalyptol, Kampfer, Bornylacetat, Caryopyhllen, Borneol usw. Jeder dieser Stoffe einzeln für sich genommen zeigt nicht mehr die Qualität der Gesamtmischung und kann für sich allein in den meisten Fällen nicht einmal mehr mit seiner ursprünglichen Herkunft identifiziert werden. Die einzelne chemische Substanz entspricht in der Musik dem Ton und in der Malerei der reinen Farbe. Der Duft der Gesamtessenz entspricht wiederum in der Musik dem Klang und in der Malerei der Farbmischung. Der Chemiker versucht nun mit einem einzelnen chemischen Stoff eine der natürlichen Duftessenz entsprechende Duftqualität herzustellen. Dabei verwendet er nur eine einzige chemische Substanz.

Hier zeigen sich auch die Schwierigkeiten der analytischen Gegenüberstellung von Ton, Farbe und Duft. Es ist nicht möglich, einen reinen Ton, eine reine Farbe und das Gemisch eines natürlichen Duftes einander gegenüberzustellen und daraus eine Analogie zu entwickeln. Wir würden auf diese Weise verschiedene Zustände miteinander vermischen, Ungleiches miteinander vergleichen. Gehen wir aber bei allen drei Qualitäten vom Harmonie-Disharmonie-Prinzip aus, also vom Klang, von der Mischfarbe und vom Duft, entdecken wir sofort eine Gleichartigkeit im Verhalten, Wahrnehmen und Wirken.

Wir stellen also Klang, Mischfarbe und Duft einander gegenüber und entwickeln daraus eine Vergleichsbasis. Dass bei diesem Vorgehen sowohl objektive Fakten wie auch subjektives Empfinden mit hineinspielen, ist ohne Frage.

Unser Ausgangspunkt sind zunächst die Düfte, die sich uns als Kompositionen, bestehend aus zahlreichen einzelnen natürlich-chemischen Substanzen, anbieten. Den Duftqualitäten versuchen wir analoge Klangqualitäten in bestimmten Frequenzbereichen (z. B. «Urtöne» nach Joachim Ernst Berendt, s. Literaturverzeichnis, Seite 180) und Farbqualitäten bestimmter Wellenlängen in Form von Bildern (z. B. Jean-Michel Neukom, Kunstmaler, der sich in Bildreihen mit der Entwicklung der Farbe und Farbqualitäten

ten auseinandersetzt) gegenüberzustellen. Damit kann ein künfti-
ges Werkzeug entwickelt und in den verschiedensten Lebensbereichen und Lebenssituationen praktisch angewendet werden.

Musik	Einzel-Ton	Klangqualität
Malerei	Einzel-Farbe	Farbqualität
Düfte	Einzel-Stoff	Duftqualität

Aufgrund der Polarität und deren Wechselspiel in unserem We-
sen und aufgrund der Erkenntnisse und des Wissens um die
Möglichkeiten der Beeinflussung der beiden Hirnhälften und des
Mittelhirns kann eine Duftheilkunde entstehen, die die Grundge-
setze der Harmonie und der Reaktionsmöglichkeiten von Körper,
Seele, Geist mit einbezieht.

Genauso wie wir beim Aufbau des Gehirns und seinen Funktionen
sich gegenseitig ergänzende Polaritäten formulierten, lassen sich
die Düfte, Farben und Klänge in gleicher Art und Weise in eine
Grundeinteilung gliedern. Wir kennen helle und dunkle und da-
zwischen vermittelnde Farben, wie wir auch von anregenden,
beruhigenden oder ausgleichenden Farben sprechen. Ebenso können Farben eher kühl, warm oder ausgeglichen sein. Farben wirken
von uns wegziehend oder zu uns hinführend, oder sie wirken
neutral. Eine Farbe, die unser Auge wahrnimmt, löst in uns zunächst einmal eine Reaktion im Gehirn aus. Dort entstehen Impulse und Reize in der rechten und linken Hirnhälfte. Aufgrund
der Wellenlänge der einzelnen Farbtöne werden die Farben so
kombiniert, dass eine ähnliche Situation wie beim Klangmuster
entsteht. Lassen wir reine Farben verschiedener Wellenlängen zur
gleichen Zeit, jedoch einzeln durch je ein Auge in uns einfliessen,
so stellen wir automatisch auf eine ausgleichende Wellenlänge um.
Das bedeutet, wir reagieren wirkungsgemäss nicht auf eine der
beiden Farben, sondern auf die eigentlich dazwischenliegende
dritte Farbe. Die Reaktion und die Wirkung entspricht der echten
Qualität der beiden Farben zusammen. Würden wir die beiden
Farben auf einer Palette mischen und sie gleichzeitig mit beiden
Augen als Mischung in uns aufnehmen, wäre die Wirkung nicht die
der eigentlichen Qualität der einzelnen Farben, sondern sie ent-
spräche jener der Qualität der Mischung. Diese Qualität ist eine

ganz andere, mit völlig anderen Eigenschaften und Möglichkeiten. Es gibt Farbreihen, die in erster Linie die linke Hirnhälfte ansprechen. Genauso gibt es Farbqualitäten, die zunächst die rechte Hirnhälfte in Schwingung versetzen. Eine andere Reihe von Farbqualitäten spricht praktisch nur das limbische System an und lässt ihre Eigenschaften erst nach längerer Zeit wirksam werden. Sie spricht noch intensiver den Urzustand des Menschen an.

Bei den Düften gilt dasselbe. Es gibt eine Wirkungsreihe von Düften, die in erster Linie über das Mittelhirn auf die rechte Hirnhälfte wirken und dort ihre Botschaften mitteilen. Ebenso gibt es eine Reihe von Düften, die wiederum über das Mittelhirn ihre Informationen an die linke Hirnhälfte weitergeben. Eine dritte Reihe von Düften wird vom limbischen System vorerst nicht an die linke oder rechte Hirnhälfte weitergeleitet. Das limbische System nimmt sie auf und entschlüsselt sie. Erst viel später, oft nach Tagen, gelangen ihre Wirkungen in unser bewusstes Wahrnehmungssystem. Doch dazu ist noch etwas Entscheidendes zu bemerken. Es ist ein Unterschied, ob ich die Pflanzen als Ganzes einander gegenüberstelle und sie in Polaritäten gemäss den Grundzügen ihrer Erscheinung zu ordnen versuche oder ob ich einen Duft einer bestimmten Pflanze mit einem anderen Duft einer zweiten oder dritten Pflanze vergleiche. Eine Pflanze kann sehr wohl als weiblich, als Yin und damit als empfangend und feucht erscheinen. Ihr Duft als Essenz kann sich aber genausogut als männlich, herb, als Yang, entpuppen. Daher ist es in der Duftheilkunde wichtig, immer vom Duft, von der Essenz der Pflanze auszugehen.

Bei den Düften verhält es sich ähnlich wie bei den Klangmustern und den Farbreihen. Sie unterliegen dem Gesetz der Entwicklung und der Harmonie. Sie wirken auf uns über das Geistig-Schöpferische ins Seelisch-Vermittelnde hin zum Körperlich-Aufbauenden oder Abbauenden. Düfte aus der Reihe der weiblichen Qualitäten wirken über die rechte Hirnhälfte und regen diese an. Die linke Hirnhälfte wird in ihren Aktivitäten ruhiger und entspannter. Umgekehrt wirken Düfte aus der Reihe der männlichen Qualitäten anregend auf die linke Hirnhälfte und vermitteln ein gesteigertes Wachbewusstsein und verbessern die Fähigkeit des analytischen Denkens. Die Düfte aus der Reihe der vermittelnden Qualitäten führen uns in unsere innersten Welten und tiefsten Bewusstseinsschichten. Zugleich sind sie jene Düfte, die zwischen links und rechts, zwischen oben und unten, zwischen weiblich und männlich und zwischen Himmel und Erde am stärksten vermitteln und Brücken zu bauen vermögen. Diese Duftreihe hilft uns auch, entgegengesetzte Düfte miteinander zu verbinden, sie harmonisch ineinander fliessen zu lassen. Noch anders ausgedrückt: Die weiblichen Düfte sind die Botinnen der Erde, die männlichen Düfte die Boten des Himmels und die vermittelnden Düfte stellen den zwischen Himmel und Erde vermittelnden Menschen dar.

Mittels ausgewählter Düfte aus den einzelnen Qualitätsreihen lassen sich nun die gleichen Ereignisse bewirken, wie wir sie im Zusammenhang der Klangmuster gesehen haben. Wir erreichen eine Hemisphärensynchronisation, die in ihrer Qualität der Harmonisierung und des Ausgleiches mittels Tonmustern oder Farben vollständig entspricht. Wir können auch eine Zusammenführung der drei Sinnesorgane Ohren, Augen und Nase gestalten, die dann wiederum noch eine weitere Stufe innerhalb der gesamten Heilkunde darstellt. Unsere Ursinne werden ganzheitlich angesprochen und eine Veränderung findet tatsächlich auf allen Ebenen statt. Hier sind auch die zahlreichen auf der ganzen Welt und in allen Jahrhunderten benutzten rituellen Handlungen und die durch sie bewirkten Erfahrungen anzusiedeln.

Auf dieser Grundlage können wir eine harmonisch wirksame Komposition von Düften, Klängen und Farben zusammenstellen, die zum Ausgleich der männlichen Aspekte dient. Ebenso lassen sich Kombinationen bilden, die das Harmonisieren der weiblichen Aspekte in sich als Idee vermitteln. Auch lassen sich sehr schöne und wirksame Zusammenstellungen von Düften, Farbmustern und Klangmustern erarbeiten, die unser Inneres erwachen lassen.

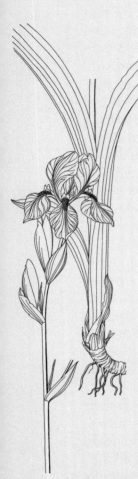

Die Iris steht vermittelnd zwischen Bestehendem und Neuem. Sie lässt uns die Werte im Bestehenden erkennen und hinübertragen in neue Betrachtungsweisen. Daher steht sie auch hier zwischen der in erster Linie symptomatisch behandelnden Aromatherapie und der erweiterten Duftheilkunde, die Ursachen zu erkennen und zu behandeln sucht.

In sandiger, karger Erde, zwischen Steinen und unter lichten Sträuchern lebt sie in Gruppen. Bald im Frühjahr zeigen sich die langen, schwertförmigen Blätter mit ihrer saftig-grünen Farbe. Die ersten warmen Sonnenstrahlen wecken die Iris aus ihrer Winterruhe. Erstaunlich, wie verschieden ihre Standorte sind und wie anpassungsfähig sie sich gegenüber dem Licht zeigt. Die Iris kann an sehr warmen, von der Sonne überfluteten Standorten und im kühleren Schatten von Bäumen und Sträuchern leben. Die Kälte des Winters schreckt sie nicht ab, sie zieht sich in ihre Wurzeln zurück und wartet dort geduldig auf die warmen Frühlings- und Sommertage.

Die Wurzeln zeigen sich oft an der Erdoberfläche. Es sind lange, feste und dickliche Rhizome, aus denen jedes Jahr wieder junge Sprossen wachsen. Geschmack und Geruch insbesondere der frischen Wurzel sind eher scharf und bitter, doch kann aus ihr ein herrlicher Duft gewonnen werden.

Die langen schwertförmigen Blätter laufen in eine Spitze aus. Sie stehen aufrecht, parallel zum Stengel mit der Blüte. Pressen wir sie mit den Fingern leicht zusammen, tritt sofort Wasser an die Oberfläche. Das Wasser ist ebenfalls leicht bitter und hat einen säuerlichen Beigeschmack.

Die Blätter bilden am Grund eine Art Scheide, aus der im Laufe des Frühlings die runden, glatten Stengel emporstreben, an denen sich auf kurzen Ansätzen die Blüten bilden. Sandfarbene, helle, papierähnliche Hüllblätter umhüllen die Blütenknospen und schützen sie so lange, bis die Blüte genügend stark und bereit ist, sich zu öffnen. Sie hat Geduld und kann längere Zeit auf den Tag warten, der ihr genügend Wärme und Helligkeit schenkt, um sich ganz zu zeigen.

Iris

Die Blüte, von tiefem über zartes, fast wässeriges Blau-Violett, lässt uns 2–3 Tage Zeit, sie zu bewundern und ihre Schönheit zu entdecken. Die äusseren Kronblätter wölben sich in sanftem Bogen abwärts, die inneren stehen aufrecht und lassen uns die Staubfäden, die immer in zwei parallelen Reihen auf jedem Kronblatt nach unten zum Kelch hin führen, nicht erkennen. Der Kelchgrund und mit ihm der Blütenstempel bleiben unseren Augen verborgen. Selbst wenn die Blütezeit vorüber ist und sich die Kelchblätter wieder zurückziehen können, bleiben die Stempel umhüllt; sie behüten die Fruchtbildung noch einige Zeit. Erst wenn der Fruchtknoten herangewachsen ist und sich die Früchte bereits gebildet haben, ziehen sich die Kelchblätter ganz zurück und fallen dann ab.

Die wenigsten Irisarten verströmen in ihrer Blütezeit einen für unsere Nase wahrnehmbaren Duft. Wenn wir ihren Duft gewinnen wollen, so müssen wir zu ihrer Wurzel zurückkehren.

Früher war die Iris für mich eine altmodische Pflanze. Ich traf sie auch immer in Gärten älterer Leute an. Meine Gefühle gegenüber der Schwertlilie waren eher gemischt. Einmal konnte ich mich kaum an ihr sattsehen und war von ihrer erhabenen, majestätischen Schönheit, deren Ruhe nichts stören konnte, begeistert. Sie trug etwas Unaussprechliches und Geheimnisvolles in sich. Dann wieder empfand ich sie als eine langweilige und lustlose Pflanze. Eine erneute Begegnung mit der Iris, die mir bleibende Erinnerungen schuf, geschah durch das Märchen «Iris» von Hermann Hesse. Dieses Märchen berührte mich zutiefst und die Blume wurde eine Art Zufluchtsort, wenn ich Ruhe und Trost suchte. Diese Erinnerung wurde viel später wieder geweckt, als ich häufig nach Italien fuhr, wo die Iris einfach nicht zu übersehen ist.

Aus der Berufslehre wusste ich noch, dass die Wurzeln der Iris, gewaschen und entbittert, als «Veilchenwurzel», beim Zahnen der Kleinkinder verwendet werden. Die zahnenden Kinder beissen auf die nun leicht süssliche Wurzel. In Verbindung mit dem Speichel bildet sich ein milder Schleim, der kühlende, beruhigende und leicht abschwellende Eigenschaften hat. Mit diesem Wissen im Hintergrund nutze ich nun häufig auch die Blätter, wenn mich einmal eine Mücke oder ein anderes Insekt sticht oder wenn ich einen leichten Sonnenbrand habe. Auch gebe ich Stücke der Blätter in die Socken, wenn ich spüre, dass sich Blasen bilden.

Irgendwann, vor etwa acht Jahren, begegnete ich dann auch zum erstenmal dem Duft der Iris. Seither ist zwischen mir und der Iris eine innige Freundschaft gewachsen, die mich durch die Jahre stets begleitet hat. Ich erlebe die Iris und ihren Duft als verbindendes Mittel, das, ähnlich der Angelika, zu den inneren Wurzeln führt. Im Unterschied zur Angelika ist die Iris in ihrem Wesen milder und ruhiger. Sie kann nicht mit dem herben, erdigen Wesen der Angelika verglichen werden; sie ist in ihrer Art eher schweigsam und still, ergänzt die Angelika und trägt zum Ausgleich bei.

Die Iris hilft über Traurigkeit und innere Unruhe, über Zerstreutheit und Ablenkung hinweg. Sie verweist auf das Wesentliche. Sanft stärkt sie die Nerven und vermittelt zwischen Innerem und Äusserem, zwischen Himmel und Erde, zwischen Hell und Dunkel und zwischen Frau und Mann. Dank ihrer Milde und Sanftheit können der Duft, die Blätter und die Wurzeln ebenso für Kinder und schwangere Frauen angewendet werden.

Die Schönheit der Iris und ihres Duftes findet schon lange in der Körperpflege Verwendung. Die berühmten Florentiner Seifen, Puder und Pasten enthielten schon im 15. Jahrhundert und früher Irisextrakte. Auch hier kommt die beruhigende und versöhnende Botschaft der Iris zur Entfaltung. Nervöse Haut und Hautausschläge heilen, mit Iris behandelt. Narben und damit verbundene Beschwerden können gemildert werden. Kopfschmerzen, durch innere Anspannung und Nervosität verursacht, beruhigen sich durch den Duft der Iris.

Beim Zusammenführen von unterschiedlichen Duftstoffen zeigt die Iris ihre vermittelnden Fähigkeiten. Völlig gegensätzliche Düfte können ineinandergefügt werden, wenn die Iris mit einbezogen wird. In der Parfumherstellung ist der Duft der Iris einer der wertvollsten Düfte. Zum einen sind zur Gewinnung ihres Duftes aufwendige Verfahren nötig, und zum anderen genügt schon ein wenig Essenz zur Entfaltung des Duftkörpers.

Um den Duft der Iris zu gewinnen, müssen die Wurzeln mindestens drei Jahre alt sein. Sie werden geerntet und zunächst getrocknet. Nach einer weiteren Lagerzeit von 2–3 Jahren wird daraus je nach der Qualität und den Ansprüchen mittels des Enfleurageverfahrens Irisbutter oder mittels Wasserdampf- oder Vakuumdestillation Irisöl gewonnen. Aus ca. 1000–1500 kg Iriswurzel kann etwa 1 kg Duftöl gewonnen werden. Die Irisbutter duftet milder und ist bedeutend sanfter in ihren Eigenschaften. Als Rohprodukt ist sie fest und schmilzt bei Körpertemperatur. Die Butter duftet noch in einer Verdünnung von 1 : 5000 sehr schön. Das Irisöl ist in konzentrierter Form bernsteinfarben. Es duftet ebenso intensiv, jedoch haftet ihm ein leicht herb-würziger Unterton an. Das Öl sollte nur verdünnt angewendet werden.

Steckbrief

Name:
Schwertlilie

Arten: Deutsche Schwertlilie (Iris germanica), ihre Wurzel wird aufgrund der Ähnlichkeit des Duftes auch Veilchenwurzel genannt; Blasse Schwertlilie (Iris pallida), Florentiner Schwertlilie (Iris florentina)

Familie: Irisgewächse (Iridaceae)

Hauptwirkstoffe:
Neben dem ätherischen Öl, das sich aus verschiedenen Substanzen wie Iononen, Ironen, Myristinsäure, Terpen, Furfurol, Naphtalin, Benzaldehyd u. a. zusammensetzt, enthält die Iris Schleim und Stärke, wobei der Hauptwirkstoff Irisin ist.

Nebenwirkstoffe:
Bitterstoffe, Gerbstoffe, fette Öle, Zucker, Iridin. In der Blüte: Anthocyan.

Innere Anwendungen:
– als Tee aus der frischen Wurzel: stark abführend und wassertreibend; als Tee aus der getrockneten Wurzel: stopfend, auswurffördernd; in Duftkissen und als Veilchenwurzel beim Zahnen der Kleinkinder
– als Essenz: keine innere Anwendung

Äussere Anwendungen:
- die Blätter der frischen Pflanze: kühlende und reizmildernde, abschwellende Umschläge bei Hautentzündungen, Sonnenbrand, Blasenbildung an den Füssen, Insektenstichen und Schürfungen
- als Essenz: zum Verdunsten und Inhalieren bei Unstetigkeit, Unausgeglichenheit, Überempfindlichkeit, Trauer und Melancholie, Wunsch- und Phantasielosigkeit
- als Bad: mild wärmend und einhüllend, ausgleichend auf die Seele, reinigend und öffnend
- als Einreibe- und Massageöl bei Hautreizungen, Narben, nervösem Hautjucken, Hautausschlägen wie Seborrhoe, Akne und Talgdrüsenentzündungen, aber auch bei Ischias und anderen Nervenentzündungen
- kosmetisch: in Zahnpulvern, Seifen, Milchen, Bädern, Haarshampoos, Cremen und zahlreichen anderen Produkten
- in der Parfümerie: vorwiegend als Basis-, Grund- oder Fond-Öl in wertvollen Parfums

Besonderes:
Ein Bad oder ein Einreibeöl während der Schwangerschaft hilft der Haut und dem Bindegewebe sich mitzuentwickeln. Nach der Geburt ist die Verwendung eines Einreibeöls mit ca. 0,5% Irisbutter eine Wohltat für Körper und Seele des Kindes und der Mutter. Das sanft einhüllende und harmonisierende Prinzip der Iris kommt hier ganz besonders zur Geltung.

Wichtig:
Die frische Wurzel darf nicht ohne ärztliche Verordnung verwendet werden. Sie kann sehr starken Brechreiz verursachen. Sie sollte daher auch während der Schwangerschaft nicht eingenommen werden.

Die ganzheitliche oder erweiterte Duftheilkunde

Oft arbeite ich in der Nacht. Die Stille und die Dunkelheit draussen sind mir dabei grosse Helfer. Bei diesen Arbeiten handelt es sich meist um solche, die aus der Tiefe des Innern wachsen sollen. Die Empfindungen, die Sensibilität sind in dieser Zeit mehr auf die «unbewussten» Ebenen meines inneren Wesens ausgerichtet. Stimmungen und Geräusche nehmen andere Dimensionen an als in den Tageszeiten. Ich bin aufmerksamer und vielfach auch konzentrierter. Manchmal, wenn ich ganz in eine Arbeit versunken bin, spüre ich um mich herum die leisesten Veränderungen der Stimmung. Ich nehme sie förmlich mit der Haut wahr. Je nach Thema kann es vorkommen, dass sich dabei auch eine Art Zugang zu «anderen Welten» öffnet, aus denen dann Wellen von Empfindungen und Gefühlen herüberfliessen. Die Psychologie würde wahrscheinlich von Projektionen reden. In diesen Augenblicken stehen Türen offen, die sonst eher geschlossen sind. Durch diese Türen können Urgefühle wie Angst und Bedrohung, Freude und Geborgenheit, Sehnen und Ahnen unbehindert eintreten. Sie können in Form von Bildern Gestalt annehmen und ganze Szenen bilden – vielleicht eine Art von Tagträumen in der Nacht. In eben einer solchen Situation spürte ich in mir und um mich herum ein starkes Wogen von Angst. Sie riss mich aus der Arbeit heraus und liess mich nicht mehr zur Ruhe kommen. Auch schlafen konnte ich nicht. Die Angst war viel zu stark und zu intensiv. Etwas musste ich unternehmen, um aus diesem Kreis herauszutreten. So nahm ich Angelika-, Iris- und Baldrianöl und gab je einen Tropfen davon in das Wassergefäss des Ofens. Sehr rasch breitete sich der Duft als Mischung aus. Dazu legte ich ein Musikstück auf. Ich legte mich wieder hin, neben mir ein Tüchlein, auf das ich noch einen Tropfen von der Essenzenmischung gegeben hatte. Die Augen geschlossen, den Farben, die dann zu sehen waren, folgend, dem Duft und der Musik mich hingebend, horchte ich mit allen Sinnen in mich hinein. Als ob sie sowohl in mir als auch im Raum sei, hörte ich eine leise Stimme: «Wir sind da. Es kann Dir nichts geschehen, Du brauchst keine Angst mehr zu haben. Du bis von uns umhüllt und beschützt. Wir begleiten dich durch deinen Schlaf...» Ich schlief ein und spürte dabei nur noch, wie die Angst sich in Freude verwandelte.

Dieses Erlebnis könnte ich als ein Schlüsselerlebnis im Umgang mit den Duftstoffen bezeichnen. Es liess mir lange Zeit keine Ruhe mehr, denn ich war durch die Essenzen auf eine eigenartige Wirkung aufmerksam geworden. Ähnliches hatte ich schon früher, im Yoga, in der Meditation und in begleiteten Traumreisen, erlebt. Doch einer so rasch eintretenden, tiefen Freude und Entspannung, die noch Tage danach anhielt, war ich noch nie begegnet. Dieses Erlebnis rüttelte mich auf, den Botschaften der Essenzen und den Zusammenhängen von Musik und Farbe mehr Zeit zu widmen. Vielen Menschen verdanke ich in diesem Zusammenhang wertvolle Gespräche und Impulse, die zu den Grundlagen der erweiterten Duftheilkunde führten.

Die Zeit ist reif, diese Impulse und deren Verarbeitung gerade jetzt aufzuzeichnen und als Anregung weiterzugeben. Die Naturheilkunde, im ganzen betrachtet, dreht sich heute im Kreis und droht sich immer mehr einer rein analytischen Heilkunde, wie sie die Schulmedizin ist, anzugleichen. Der Mensch hat es heute in der Hand, sich zu entscheiden, welche Wege er in der Naturheilkunde einschlagen will. Die moderne Pflanzenheilkunde und mit ihr praktisch alle aus ihrem Schatz gewonnenen Therapieformen geraten offensichtlich auf Bahnen der rein symptomatisch behandelnden Heilkunde. Auf der anderen Seite wachsen Therapieformen wie Pilze aus dem Boden, die nur noch wenig mit einer echten Heilkunde gemeinsam haben. Sie lassen die Erde hinter sich und stürmen zum Himmel im Glauben, die Gesundheit wäre nur dort zu finden. Auswüchse der Esoterik und der New-Age-Bewegung – und ebenso der Naturheilkunde – entwurzeln den Menschen in seinem Innersten.

Meine Arbeit soll lediglich die ersten Voraussetzungen, die Grundlagen zur erweiterten Duftheilkunde bilden, sie soll erneut Impulse zu einer echten Naturheilkunde, oder besser Gesundheitskunde, geben. Sie soll zu Diskussionen und Fragen anregen, um dann ergänzt, korrigiert, verbessert und vertieft werden zu können. Damit stellt die vorliegende Arbeit eine erste Grundlage dar, die ich nicht als der Weisheit letzten Schluss betrachte, sondern vielmehr als Aufforderung zur Weiterarbeit. Dies sei vorausgeschickt, um Missverständnisse und falsche Annahmen in

Bezug auf die Systematik, die Analogien und deren praktische
Umsetzung im Alltag vorzubeugen.

Damit wir uns im folgenden verstehen, seien hier drei Begriffe in
der von mir verwendeten Bedeutung kurz erläutert.

Körper: Mit diesem Begriff umschreibe ich sowohl die Erde als
auch den Menschen als materiell-stoffliches Wesen im Sinne der
Naturwissenschaften, der Biologie, der Botanik, der Chemie und
der Physik. Der Körper ist der männliche Pol in unserer Vorstellung der Schöpfung.

Seele: Sie ist das zarte und verletzbare Gewebe unserer Gefühle.
Sie ist die Vermittlerin, die die Botschaften und Ideen der Schöpfung für unseren Körper verständlich werden lässt. Die Seele hilft
die Sprache der Schöpfung in die Sprache des Körpers zu überset-
zen und verständlich werden zu lassen. Sie ist die Dolmetscherin
Gottes. Die verschiedenen Richtungen der Psychologie versuchen, ihre Sprache zu entschlüsseln und zu verstehen. Die Seele ist
der weibliche Pol in unserer Vorstellung der Schöpfung.

Geist oder ES: Der Geist ist neutral und zugleich die Schöpfungsidee und deren Kraft an sich. Er ist in allem und überall in gleicher
Weise unteilbar vorhanden. Der Geist ist der bildlose Gottesbe-
griff. Als solcher ist er ohne Polarität, und sein Wirken umfasst alle
Ebenen, also Körper und Seele.

In vielen mir bekannten Analogiesystemen älterer und auch jüngerer Zeit wird hier oft ein grundlegender Denkfehler gemacht. Es
werden Körper und Geist einander als polare Gegensätze gegen-
übergestellt und die Seele dann als neutrales Bindeglied verstanden. Das hat lediglich insofern seine Richtigkeit, als dass unsere
Seele als Verbindung und Übermittlerin des sich im Körper for-
menden und ausdruckverleihenden Geistes wirkt. Die Seele ist
jedoch Ausgangsbasis für die Individualität jedes Lebewesens. Sie
trägt bereits ein Persönlichkeitsmuster in sich. Durch dieses Muster hindurch und entsprechend dessen Ausprägung filtert sie die
Geistidee. Die Seele ist an der Persönlichkeitsentfaltung direkt
mitbeteiligt, während der Geist sämtliche Schöpfungsideen und
Möglichkeiten in sich birgt. Der Geist ist ohne Form und Gestalt,
unpersönlich und ohne Individualität. Seine Unendlichkeit birgt
die absolute Leere und die absolute Fülle.

Die ganzheitliche oder erweiterte Duftheilkunde

In der Naturheilkunde wird häufig von Mitteln gesprochen, die auf die geistige Ebene des Menschen, der Tiere oder der Pflanze einwirken sollen. Auch hier geschehen unsinnige Verwechslungen. Auf den Geist brauchen und können wir in keiner Art und Weise einwirken. So gibt es auch keine sogenannten geistig wirksamen Heilmittel. Denn der Geist braucht keine Heilung. Er ist schon heil. Das gilt auch für alle energetischen, bioenergetischen und feinstofflichen Heilmittel und Therapieformen. Sie tragen wohl den Geist in sich, können jedoch nie direkt auf den Geist einwirken. Sie wirken auf der Ebene der Seele und helfen, ihre Persönlichkeit zu entfalten und die Durchlässigkeit gegenüber den Schöpfungsimpulsen des Geistes zu erweitern und zu verbessern. Wie in der Schulmedizin die chemotherapeutischen Heilmittel dem Körper in gegebenen Situationen Hilfe sind, können sie, ihrem Wesen entsprechend falsch eingesetzt, den Körper auch zerstören. Das gilt genauso für sämtliche naturheilkundlichen Heilmittel und Therapieformen, die den Anspruch auf Unschädlichkeit erheben. Wir können nicht die Seele öffnen und zugleich glauben, dass eine Öffnung zu grösserer Durchlässigkeit gegenüber den geistigen Botschaften ohne Auswirkungen bleibe.

Ein Unterschied zwischen den schulmedizinischen Therapieformen mit synthetischen Chemotherapeutika und den naturheilkundlichen Therapieformen und ihren Heilmitteln ist von besonderer Bedeutung: Die synthetischen Chemotherapeutika sind mit ihren chemischen Substanzen und deren Aufbau unserem Organismus meist fremd. Er kann mit ihnen nicht viel mehr anfangen, als sie einfach wirken zu lassen. Zu seinem Nutzen oder Schaden. Für das zarte Gewebe der Seele sind diese Heilmittel viel zu stark. Sie gehen über das Wesen der Seele vollständig hinweg, so dass diese ihre Arbeit als «Filter» gar nicht erfüllen kann. Die naturheilkundlichen, biologischen Heilmittel und deren Substanzen jedoch kennen der Körper und die Seele. Hier kann die Seele ihrem Wesen voll gerecht werden und mitentscheiden, ob eine Veränderung, d. h. eine Wirkung, zugelassen wird oder ob sie die Botschaften eines Heilmittels – aus welchen Gründen auch immer – zurückweist.

Die ganzheitliche oder erweiterte Duftheilkunde

Ausgehend vom Kapitel «Farben – Klänge – Düfte» versuche ich nun, hier die ersten Gegenüberstellungen, Versuche und Erfahrungen zur erweiterten Duftheilkunde aufzuzeigen. Praktisch alles davon lässt sich ohne weiteres auch auf eine Pflanzenheilkunde im Sinne der Phytotherapie anwenden.

Wie im vorangehenden Kapitel aufgezeigt, lassen sich Düfte nicht einer Farbe oder einer Klangqualität gegenüberstellen. Düfte bestehen aus einer Vielzahl verschiedener chemischer Einzelstoffe, so wie ein Gemälde sich aus vielen verschiedenen Einzelfarben und Musik sich aus zahlreichen Einzeltönen zusammensetzen.

Mittels einer mathematischen Formel lassen sich die physikalisch vereinbarten Frequenzen der Einzeltöne zu den ebenfalls physikalisch vereinbarten Wellenlängen der Einzelfarben in Beziehung setzen. Es handelt sich bei dieser Formel um eine sogenannte Wellengleichung, die uns hilft, die Farben in die Frequenz ihres Tones oder die Frequenz eines bestimmten Tones in die Wellenlänge der entsprechenden Farbe umzurechnen. Dabei müssen jedoch die unterschiedlichen Phasengeschwindigkeiten des Lichtes und des Schalls vernachlässigt werden.

Dabei gilt für

die Schwingungsdauer: $T = \dfrac{1}{\nu}$

die Frequenz: $\nu = \dfrac{N}{t} \left[\dfrac{\text{Anzahl Schwingungen}}{\text{Zeit}} \right]$

die Wellenlänge: λ

die Phasengeschwindigkeit für Schall: $c = 332 \, \text{m/sec}$

die Wellenausbreitung für Licht: $c = 300\,000 \, \text{km/sec}$

Aufgrund dieser Formeln ergeben sich folgende Zuweisungen, vorausgesetzt es werden so lange Oktaven eines Tones gebildet, bis man ausserhalb unseres Hörbereiches in den sichtbaren Schwingungsbereich bzw. den Wellenbereich des sichtbaren Lichtes gelangt:

Ganztöne	Halbtöne
F = blutrot	
	Fis = rot
G = orangerot	
	Gis = orange
A = gelborange	
	B = gelb
H = gelbgrün	
C = grün	
	Cis = türkis
D = cyanblau	
	Dis = preussisch blau
E = violett	

Nebenbei: Der Regenbogen, das Farbspektrum des Sonnenlichtes, reicht von Blutrot bis zu Violett und umspannt damit exakt eine Oktave. Anders gesagt: Der Regenbogen klingt in einer Oktave von F bis E.

Berechnung und Gegenüberstellung nach F. Beyerle

In bezug auf die im vorangehenden Kapitel erläuterte Hemisphärensynchronisation hat dies nun folgende Bedeutung: Spielen wir im linken Ohr den Ton C mit einer Frequenz von 130 Hz ein und im rechten Ohr den Ton H mit 123 Hz, so beginnt nach einer gewissen Zeit unser Gehirn nicht mehr links und rechts in getrennter Aktivität, sondern synchron in der Frequenz von 7 Hz zu schwingen. Diese Schwingung wiederum entspricht der des oberen Theta-Wellenbereiches, welcher für bestimmte Schlafphasen und tiefe Entspannungsmomente typisch ist.
Lassen wir nun zugleich über die Augen Farben bestimmter Wellenlängen, die den Tonfrequenzen analog sind, einwirken, so

unterstützen wir den Synchronisationsprozess in unserem Gehirn und wirken auf verschiedenen Sinnesebenen zugleich in analoger Weise. Im obigen Beispiel entspricht der Ton H der Farbe Gelbgrün und der Ton C der Farbe Grün. Doch die in unserem Gehirn wirksame Farbempfindung liegt nun nicht einfach im Wellenbereich von Grün und Gelbgrün. Aufgrund der Synchronisation der beiden unterschiedlichen Töne beginnt nun unser Gehirn in der Frequenz von ca. 7 Hertz zu schwingen, und die Farbe, die in dieser Synchronisation wirksam wird, bewegt sich zwischen Preussischblau und Violett.

In bezug auf die Düfte und deren Einzelstoffe lässt sich die Gegenüberstellung nicht so einfach fortsetzen. Es fehlen uns die Frequenz- bzw. Wellenangaben zu den einzelnen Stoffen. Im derzeitigen Stand der Forschung können wir lediglich auf Erfahrungen zurückgreifen, die sich aus der praktischen Arbeit in Kursen und in der Therapie erkennen lassen.

Nach der «Farbe» eines bestimmten Duftes gefragt, sehen die meisten Menschen in stark kampferhaltigen Düften, wie Eucalyptus, Pfefferminz, Kampfer usw., unterschiedliche Blautöne. Die Farben der meisten Düfte von Zitrusfrüchten bewegen sich in verschiedenen Gelb- bis Orangetönen. Aufgrund dieser Erfahrungswerte sind zusammen mit den mathematischen Berechnungen und dem Wissen um den Synchronisationsprozess unseres Gehirns verschiedene Gegenüberstellungen möglich, die als eine Ausgangsbasis zur weiteren Arbeit dienen können.

Um mittels der Düfte in bezug auf die Hemisphärensynchronisation eine ähnliche Wirkung wie mit den Tönen und Farben hervorzurufen , betrachten wir den Duft und seine Duftqualität, verbunden mit seiner vorerst noch empirisch empfundenen und zugeordneten Farbe und Farbqualität, den ihm entsprechenden Ton und seine Klangqualität und den Wirkungsbereich in bezug auf die Gehirnhemisphären.

Die ganzheitliche oder erweiterte Duftheilkunde

Aus der Tabelle 4 (siehe Anhang, Seite 160) stellen wir nun einige Beispiele zusammen:

Hemi-sphäre	Duft	Farbe	Ton	Fre-quenz	Synchroni-sation
Beispiel A					
Linke H.	Eisenkraut	grün	C	130 Hz	
Mittelhirn	Muskateller-Salbei	türkis	Cis	138 Hz	
Rechte H.	Lavendel	cyan	D	146 Hz	bei ca. 8 Hz
Beispiel B					
Linke H.	Angelika	gelb-orange	A	55 Hz	
Mittelhirn	Iris	gelb	B	58 Hz	
Rechte H.	Baldrian	gelb-grün	H	61 Hz	bei ca. 3 Hz
Beispiel C					
Linke H.	Zitrone	gelb-orange	A	220 Hz	
Mittelhirn	Basilikum	gelb-grün	H	246 Hz	
Rechte H.	Orange	orange	Gis	207 Hz	bei ca. 13 Hz

Zum Beispiel A: 8 Hz sind die Schwingungen im oberen Thetawellenbereich, angrenzend an den Alphawellenbereich.
Die entsprechende Duftmischung zeigt in der praktischen Erfahrung folgende Eigenschaften: Körperliche und geistige (in Bezug auf Denken und Logik) Entspannung, ohne einzuschlafen. Waches Träumen und allgemeine Gelöstheit. Ideenfluss und Sinneswahrnehmungssteigerung.
Zum Beispiel B: 3 Hz sind die sehr langsamen Deltawellen, die kennzeichnend sind für den traumlosen Tiefschlaf.
Die entsprechende Duftmischung bewirkt nach der praktischen Erfahrung eine tiefe Entspannung sowohl körperlicher als auch seelischer Natur. Sie hilft, sich bewusst in tiefe Entspannung gleiten zu lassen und zeigt umhüllende und schützende Wirkung. Sie vermittelt Geborgenheit. Angst- und Alpträume lösen sich, Einschlaf- und Durchschlafstörungen werden gemildert.

Zum Beispiel C: Ab ca. 13 bis 30 Hz sind die Gehirnwellen im sogenannten Betazustand. Dieser entspricht dem normalen Wachbewusstsein und nach aussen gerichteter Orientierung und Konzentration. In diesem Zustand sind wir für logisch-analytisches Denken zugänglich und aufnahmefähig. Aber auch bei Unruhe, Ärger und Stress befinden wir uns in diesem Zustand. Die Frequenz von 13 Hz ergibt sich folgendermassen: 246 Hz (H) – 207 Hz (Gis) = 39 Hz; 246 Hz (H) – 220 Hz (A) = 26 Hz. Die Differenz: 39 Hz – 26 Hz = 13 Hz.

Wenn die entsprechende Duftkomposition in einem Raum verdunstet, wirkt sie auf den Menschen aufmunternd, weckt und regt zu klarem, rationalem Denken an. Sie wirkt in ihren Grundzügen belebend und anregend. Sie vermittelt Frische und Erneuerung.

Diese Beispiele sollen helfen, aus den Tabellen 3 und 4 (siehe Anhang, Seite 159 f.) eigene Mischungen zusammenzustellen und auf ihre Wirkung und Eigenschaft hin zu überprüfen.

In der Praxis werden nun die Farben in Form von bestimmten Bildern und Farbqualitäten, die Töne in Form von entsprechenden Musikstücken und Klangqualitäten mit den Düften und Duftqualitäten gemeinsam eingesetzt. Dabei geht es nicht um konkrete krankheitsbezogene Wirkungen, sondern es sind Gesamtqualitäten, die als Sinnesempfindungen durch die Seele an unseren Organismus weitergeleitet werden. Es sind ausgleichende, unterstützende und stärkende, bestimmte seelische Qualitäten fördernde Wirkungen, die wir im einzelnen Menschen wachrufen. Das symptomatische Behandeln von Krankheiten, wie wir es in der aromatherapeutischen Anwendung von Duftessenzen kennenlernten, wird so zur Ursachenbehandlung erweitert. Essenzen müssen nicht mehr durch den Mund eingenommen werden. Es reicht aus, sie in kleinsten Dosen anzuwenden, die für unsere Nase und unser Wachbewusstsein gerade noch wahrnehmbar sind.

Die Beispiele zeigen lediglich eine der Möglichkeiten auf, Duftmischungen in dieser Art zusammenzuführen. Wir können ohne weiteres auch mehrere, also nicht nur drei Düfte so miteinander zu einem harmonischen Gefüge verbinden. Es sei hier nochmals kurz auf die Idee von Piesse verwiesen (siehe Seite 128).

Die ganzheitliche oder erweiterte Duftheilkunde

Ein weiteres grundlegendes Merkmal der erweiterten Duftheilkunde besteht darin, dass sie nicht mehr mit den konzentrierten Essenzen arbeitet, wenn es um eine innere Anwendung geht. Unter «innerer Anwendung» ist eine direkte Einnahme durch den Mund und indirekt durch ein Bad oder auch durch Massage- und Einreibeöl gemeint. Die Essenzen werden im Sinne der Homöopathie potenziert. Für die innere Einnahme dient Milchzucker als Trägersubstanz, für das Bad Meersalz und für das Massage- oder Einreibeöl ein bestimmtes Gemisch von hochwertigen, kaltgepressten Pflanzenölen. Als Pflanzenöl kann auch nur reines, qualitativ hochwertiges Olivenöl verwendet werden.

Die reinen Essenzen sind dabei mit der «Urtinktur» in der Homöopathie zu vergleichen. Von ihr ausgehend beginnt die Verschüttelung (Verdünnung) oder Verreibung. Es dürfen keine synthetischen oder halbsynthetischen Stoffe, keine «Absolue» oder «Concrète» zur inneren Einnahme verwendet werden. Für Bäder, Einreibe- und Massageöle sind «Absolue» und «Concrète» sehr wohl verwendbar. Bei allen Essenzen ist dabei darauf zu achten, dass bei ihrer Gewinnung garantiert keine Lösungsmittel, mit Ausnahme von Alkohol, Bienenwachs oder pflanzlichen Fetten, verwendet wurden.

Von der konzentrierten Essenz ausgehend, verschütteln oder verreiben wir sie nach den Regeln der Homöopathie in Dezimalpotenzen. Wir potenzieren folgendermassen: 1 Teil konzentrierte Essenz wird mit 9 Teilen Trägersubstanz «verdünnt». Das ergibt E-D1 (E steht für Essenz). Von E-D1 wird wieder 1 Teil mit 9 Teilen Trägersubstanz «verdünnt». Das ergibt E-D2. Von E-D2 wird wieder 1 Teil genommen und mit 9 Teilen Trägersubstanz verdünnt. Das ergibt E-D3. Eine Einnahme durch den Mund erfolgt erstmals allenfalls von der Potenz E-D3 an.

Soll ein bestimmter Prozess dynamisiert, d. h. in Bewegung gebracht oder angeregt werden, verwenden wir immer ungerade Potenzen, z. B. E-D3, E-D5, E-D7 usw. Wollen wir jedoch ein Geschehen festigen und ihm den Impuls der Dauerhaftigkeit geben, verwenden wir gerade Potenzen, also z. B. E-D4, E-D6, E-D8 usw.

Zur Aufbewahrung der Essenzen ist auf dem Gefäss jeweils die Essenz genau anzugeben, ebenso die Trägersubstanz und die Potenzierungsstufe (in E-D). Es sollen folgende Angaben gemacht werden:
— Bezeichnung der Essenz: Deutscher Name und Stammpflanze
— Herkunft: Anbauland oder Gebiet der Pflanze
— Gewinnung: Gewinnungsart (allenfalls mit Angabe des Lösungsmittels)
— Trägersubstanz (Medium)
— Datum der Potenzierung
— Potenz: E-D...

Als Beispiel:
Pfefferminzöl (Mentha piperita)
Herkunft: Spanien
Gewinnung: Wasserdampfdest.
Medium: Olivenöl
Datum: 15. 05. 91
E-D3

Weshalb müssen die Essenzen überhaupt in dieser Art verdünnt werden? Wir wissen vom Wesen der Essenzen, dass sie das ätherische, seelische Wesen der Pflanzen sind. Das heisst auch, dass die Essenzen eine sehr wirksame und starke Kraft in sich tragen, die für die meisten Menschen in dieser Konzentration in keiner Weise sinnvoll ist. Wenn wir nun die Essenzen in der herkömmlichen, linearen Weise einfach z. B. 1:100 verdünnen, entspricht dies lediglich einer stofflich orientierten, auf den materiellen Körper bezogenen Verdünnungsart. Potenzieren wir die Essenzen im Sinne der homöopathischen «Verdünnung», so wird nicht nur der körperlich-stoffliche Wesensteil verdünnt, sondern er wird in den feinstofflichen Charakter der Essenzen hinübergeführt und das eigentliche Wesen der Pflanze, von der die Essenz stammt, kann seine Botschaften sehr direkt vermitteln. Die Anwendung von Essenzen in ihrer potenzierten Form zeigt sich als äusserst wirksame und ausgewogene, dem Wesen der Essenzen am besten entsprechende Art.

Wir können wieder von der lebenden Pflanze ausgehen und sie zum Menschen in eine echte Beziehung setzen. Die Pflanze äussert sich als Charakter. Sie hat ihre Wünsche und ihre Eigenarten. Sie zeigt ein Verhalten und Reagieren, das ihrer Art typisch ist. All das können wir im Menschen ebenfalls erkennen, der eine besondere Beziehung und Neigung gegenüber einer bestimmten Pflanze zeigt.

Der Heilraum

Potenzierte Essenzen, Musik, Bilder und Düfte, zusammengeführt und miteinander verbunden, ermöglichen eine Naturheil- und Gesundheitskunde, die die Ganzheit des Menschen und der Pflanze berücksichtigt. Sie betrachtet sowohl den Menschen als auch die Pflanze als in der Natur verwurzelt und miteinander verbunden. Es sind die gleichen Grundprinzipien, die ihr Leben vom Werden zum Vergehen bestimmen.

Diese inneren Verbindungen finden im Einrichten eines Heilraums ihren konsequenten Ausdruck. Der Raum beinhaltet Bilder und wird mit Musik und Düften ausgestattet. Die Musik entspricht den Bildern und den Düften. Sie stehen in unmittelbarer Verbindung zueinander. Der hilfesuchende Mensch wird durch seine Sinne in seiner Tiefe angesprochen und innere Türen öffnen sich. Er betrachtet, hört und riecht. Er ist aktiv und beginnt zu erkennen und kann erzählen. Er kennt die Ursachen und die Möglichkeiten der Veränderung. Er kann sie allmählich formulieren. Die Heilkunde ist keine Therapie mehr, die aus einem Therapierenden und einem Patienten besteht. Der Hilfesuchende gelangt zu seinen Wurzeln, die er selbst durch die Berührung von Bild, Musik und Duft in sich erkennen kann.

Die Heilkunde ist kein abstraktes System mehr. Sie hat sich zu einem Sinnes- und Körperbewusstsein gewandelt, das in der gesamten Schöpfung eingebettet ist und von unzähligen Möglichkeiten eine Möglichkeit des Lebens ausgewählt hat, um sich zu verwirklichen. Mensch und Natur erkennen sich erneut gegenseitig und werden zu echten Partnern.

Die ganzheitliche oder erweiterte Duftheilkunde

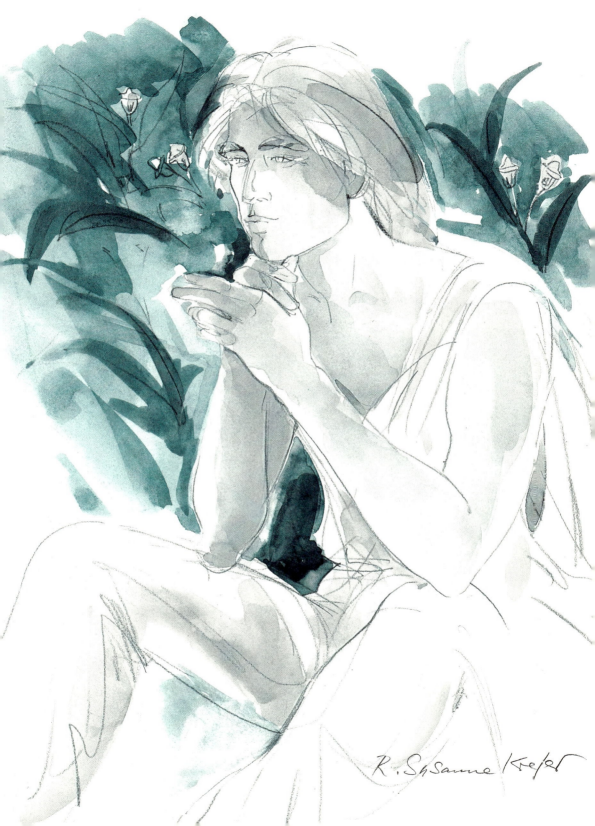

R. Susanne Krejci

Wir empfangen die Schwingungen der Bilder, der Musik und der Düfte und sind dabei die Resonanzkörper, die in Schwingung versetzt werden – doch nicht mehr unbewusst und einer Manipulation ausgeliefert, sondern bewusst und durch eigene Entscheidung. Die Essenzen werden zu jenen Boten, die zwischen dem Geist und dem Körper vermitteln helfen – zu den Boten der Seele.

Ausklang

Ein starker Regen hat die Erde aufgeweicht. Die Äste der Bäume hängen tief unter der Last der Nässe. Der Sturm riss kleinere Äste von den Bäumen und trieb sie vor sich her. Der Wald dampft von der feuchten Wärme, die jetzt aufsteigt.

Ich komme vom Dorf nach Haus und gehe den Waldweg hinauf. Vereinzelt dringen Sonnenstrahlen durch das Blätterdach und die Vögel nehmen ihre Lieder wieder auf. Der Bach rauscht in seiner Wildheit, und hin und wieder ist das Grollen von Steinen von seinem Grunde herauf zu hören. In Gedanken versunken nehme ich all die Eindrücke, die Farben, die Düfte und die Klänge in mich auf. Ein Grasfrosch sitzt majestätisch vor mir und schaut mich an. Ich bleibe für einen Moment stehen und knie mich nieder. Er duckt sich nicht, und offensichtlich fühlt er sich im Augenblick von meiner Anwesenheit auch in keiner Art bedroht. Ich glaube, wir bestaunen uns gegenseitig. Erst als ich mich wieder erhebe, drückt er sich auf die Erde nieder. Jetzt erst werden mir all die Bilder und Formen, Farben und Klänge, Düfte und Lichtspiele richtig bewusst. Ich atme den erdig-moosigen, feuchtwarmen Duft des Waldes tief in mich hinein, höre den Klängen zu und betrachte die Farbspiele des Lichtes. Da wachsen Knabenkräuter stolz erhoben. Weiss leuchtet das Waldvöglein, und unscheinbar streckt das grosse Zweiblatt seinen Stengel mit den grünlichen Blüten empor. Stechpalme, Holunder, Efeu, alte Buchen und junge Eschen bilden mit Farnen, Flechten und Moosen eine innige Gemeinschaft.

Sind wir je fähig, eine solche Einheit und Stimmung in einer derartigen Einmaligkeit, wie sie nur der Augenblick zulässt, auch nur annähernd nachzuahmen? Auch wenn wir versuchen, all die richtigen Elemente der Farben, der Klänge und der Düfte ineinanderfliessen zu lassen? Ich weiss es nicht, ja, ich glaube es eigentlich auch nicht. Ich fühle mich darüber nicht enttäuscht. Im Gegenteil, eine stille Freude und Dankbarkeit, aber auch Respekt und Achtung sind darüber in mir erwacht. Ich bin zum Resonanzkörper des Augenblickes dieser Musik, dieser Bilder und dieser Düfte geworden.

Alle Fragen und Zweifel, die ich ursprünglich hatte, fanden im Laufe der vorliegenden Arbeit teilweise ihre Antwort. Ich bin nun sicher, es ist richtig, diese Arbeit geschrieben zu haben. Ich bin auch überzeugt, dass sie neue Türen zu öffnen verhelfen mag.

Ausklang

Damit ist jedoch noch lange nicht genug getan. Die eigentliche Arbeit beginnt erst jetzt.

Wenn wir die Essenzen teilweise von einer etwas anderen Seite her betrachteten und sich dabei auch praktische Anwendungsformen zeigten, so bleibt dennoch die Frage offen, was die Essenzen im Grunde eigentlich sind. Da ist zunächst der schöpferische Geist, der sich durch sie formuliert. Doch sind die Essenzen nicht einfach die Spitze der letzten materiellen Möglichkeit, uns das Wesen der Pflanze über unsere Sinne zu erschliessen?

Unser Körper und unsere Seele, ja, jede einzelne Zelle sind Klangkörper. Sie sind in dauerndem Schwingungsaustausch mit der ganzen Schöpfung. Die unterschiedlichen Schwingungen und ihre feinen Erschütterungen ermöglichen es, dass wir uns gegenseitig wahrnehmen und erkennen. Die einmalige Duftausstrahlung, die «Duftschwingung», lässt eine Mutter mit verbundenen Augen von zehn Säuglingen ihr Kind erkennen. Das neugeborene Kind erkennt seine Mutter auch später noch während seines ganzen Lebens bewusst oder unbewusst an ihrem persönlichen und einmaligen Duft. Ja, selbst dann, wenn die Mutter bei der Geburt des Kindes ein Parfum trug und dieses Parfum sie über einige Zeit begleitete, wird dieser Duft für das kleine Menschenwesen zum Merkmal der Mutter. Die Düfte eines Gebärsaales oder eines Spitalzimmers prägen das kleine Geschöpf mit bleibenden Erinnerungen. Es wird sich sein Leben lang an diese Düfte erinnern, wenn auch meist unbewusst.

Die Schwingungen der Düfte, der Musik und der Malerei können wir bewusst oder unbewusst erleben. Schenken wir einem Musikstück unsere Aufmerksamkeit, beginnt sowohl unser Körper als auch unsere Seele die Schwingungen, die sie aufnehmen, wiederzugeben, sie schwingen im gleichen Rhythmus mit. Resonanz entsteht. Betrachten wir ein Bild, nehmen wir die Schwingung der Farben und Formen in uns auf und beginnen mit dem Bild im Einklang mitzuschwingen. Gelangen Düfte zu uns, geschieht genau dasselbe.

Was ist mit all den Formen, Farben und Klängen der Pflanzen, die uns begegnen? In der Essenz schwingen diese wohl unsichtbar und unhörbar mit. Sie sind aus ihrer stofflichen Hülle befreit, aber sie sind immer noch vorhanden. Um jedoch der ganzen Einmaligkeit einer Essenz begegnen zu können, sind wir gezwungen, von den Pflanzen auszugehen. Das bedeutet, wir müssen, um die Essenz und deren Qualitäten wirklich verinnerlichen zu können, von ihrem Ursprung, ihren Wurzeln ausgehen und die ihnen entsprechenden Anwendungen herausspüren. Wenn heute die Aufmerksamkeit der Menschen in erster Linie den Düften als Essenzen der Pflanzenwelt gilt, waren es in früheren Zeiten die Räucherstoffe, die im Mittelpunkt der Anwendungen standen. Der Weg von den Räucherstoffen hin zu den Düften ist mit der Entwicklung des Menschen, mit seiner Geschichte eng verbunden. Vieles ging verloren oder ist zumindest in Vergessenheit geraten.

Die Düfte an sich sind auch bei den Anwendungen von Räucherstoffen die Grundlage. Sie waren in früheren Zeiten bereits Gegenstand verschiedener Lehren und Betrachtungen. Es fehlten, soweit es die Geschichte belegen kann, jedoch die Techniken und das Wissen, die Essenzen in reiner Form überhaupt gewinnen zu können. Um weiteres Wissen und neue Möglichkeiten zu erschliessen, führt uns ein weiterer Schritt in der Anwendung der Duftstoffe unweigerlich hin zu den Räucherstoffen. In den Anwendungen von Räucherstoffen begegnen wir den Wurzeln der Duftstoffe und vereinen das moderne, technische Wissen um die Duftstoffe mit der Anwendung der Pflanze als Ganzes. Zugleich haben wir teil an der Welt der Sagen, Mythen und Riten aus all den Jahrhunderten der seelischen und geistigen Entwicklung des Menschen. Die Arbeit mit den Räucherstoffen trägt Körper und Seele in sich. Die Räucherungen entsprechen dem Leben der Erde, die Essenzen entsprechen dem Leben des Himmels, und der dazwischenstehende arbeitende Mensch stellt die Vermittlung, die Brücke, zwischen ihnen dar. In einem anderen Vergleich könnte man sagen: Die Räucherungen entsprechen dem Geniessen und Essen von Wildgemüse oder -früchten und die Essenzen der Anwendung von Teeauszügen und Tinkturen. Im ersten Fall wird die ganze Pflanze benötigt, im zweiten werden ganz bestimmte Botschaften der Pflanze konzentriert, um damit zu arbeiten.

Ich sage an dieser Stelle nochmals all jenen Menschen, Pflanzen und Tieren, die mir auf meinem Weg und insbesondere in bezug

Ausklang

auf die Düfte stets geholfen haben, ganz herzlichen Dank. Ganz besonderen Dank möchte ich auch Frau Schmidhofer vom AT Verlag für ihre einfühlsame Arbeit als Lektorin aussprechen. Sie half wesentlich mit, mich in Worten auszudrücken und Gedankenimpulse zu formulieren, unklare Stellen neu zu überdenken und verständlich werden zu lassen. Ebenso danken möchte ich meiner Frau Barbara; ihre Geduld und unsere gemeinsamen Gespräche haben sehr viel zum Entstehen dieser Arbeit beigetragen.
Jean-Michel Neukom, als Maler und Musiker, und Franz Beyerle, als Ökologe, danke ich für ihre Freundschaft und ihre Zeit, die sie mir in Gesprächen und gemeinsamen Arbeiten, in erster Linie in der Grundlagenarbeit zur erweiterten Duftheilkunde, widmeten.

René Strassmann

Ausklang

Tabelle 1: Sinnesreizübermittlungen in unserem Gehirn

Linke Hemisphäre	Stamm- oder Mittelhirn	Rechte Hemisphäre
	Riechen	
Sehen		Sehen
Hören		Hören
Schmecken	Schmecken	Schmecken
Tasten	Tasten	Tasten

Diese schematische Darstellung zeigt lediglich, wo die wahrgenommenen Sinnesreize zunächst im Gehirn ankommen, bevor sie als weitere Informationen und Reaktionen weitergeleitet werden.

Tabelle 2: Die Hemisphären

Linke Hemisphäre	Mittelhirn	Rechte Hemisphäre
Yang	Chi	Yin
männlich	neutral	weiblich
aktiv	ruhig	passiv
nach aussen	vermittelnd	nach innen
anregend	ausgleichend	beruhigend
Tag	Dämmerung	Nacht
Hitze	Ausgeglichenheit	Kühle
trocken	Ausgewogenheit	feucht
hell	schummerig	dunkel
hohe Klänge		tiefe Klänge
Dur	Pentatonik	Moll
	(Halbtöne)	
helle Farben	Pastellfarben	dunkle Farben
weiss	grau	schwarz
Himmel	Mensch	Erde
Mann	Kind	Frau
Verstand	Umsetzung	Intuition
Denken	Reagieren	Fühlen
Körper	Geist	Seele
Sonne	Merkur	Mond

Tabelle 3: Die Duftreihen und die Hemisphären

Linke Hemisphäre	Mittelhirn	Rechte Hemisphäre
Zitrone	Weihrauch	Lavendel
Rosmarin	Neroli	Bohnenkraut
Angelika	Muskateller-Salbei	Kamille
Bergamotte	Zimt	Orange
Cistrose	Iris	Ylang-Ylang
Eisenkraut	Basilikum	Origanum
Sandelholz	Narde	Salbei
Schafgarbe	Labdanum	Fenchel
Kümmel	Galbanum	Pfefferminz
Baummoos	Styrax	Zeder
Eichenmoos	Honig	Hopfen
Thymian	Lärche	Beifuss
Zypresse	Elemi	Kardamom
Fichte	Copaiva	Eucalyptus
Kiefer	Muskatnuss	Vetiver
Ambrette	Perubalsam	Rose
Lemongras	Toluol	Ringelblume
Lorbeer	Tuberose	Tonka
Nelke	Osmanthus	Ylang-Ylang
Origanum	Myrrhe	Macis
Rosenholz	Immortelle	Magnolie
Sellerie	Cassia	Benzoe
Tabak	Spik	Kampfer
Wacholder	Mandarine	Palmarosa
Knoblauch	Vanille	Piment
Zwiebel	Tea Tree	Karottensamen
Wermut	Veilchenblätter	Hyazinthe
Zirbelkiefer	Thuja	Grapefruit
Ingwer	Sadebaum	Patchouli
Kurkuma		Rainfarn
Bergamotte	alle Düfte mit leicht hypnotischen	Cananga
Rosenholz	Eigenschaften	Baldrian

Tabelle 4: Düfte, Farben, Klänge und die Hemisphären

	Düfte	Farben	Klänge
Linke Hemisphäre:	Zitrone	gelb-orange	A
	Rosmarin	orange	G
	Sandelholz	violett	E
	Rosenholz	gelb-orange	A
	Lorbeer	cyanblau	D
	Eisenkraut	grün	C
	Angelika	gelb-orange	A
Mittelhirn:	Basilikum	gelb-grün	H
	Muskateller	türkis/violett	Cis/E
	Iris	gelb	B
	Weihrauch	türkis/violett	Cis/E
	Benzoe	orange	Gis
	Zimt	violett	E
	Tuberose	gelb	B
	Narde	orange/violett	Gis/E
	Labdanum	gelbgrün	H
	Veilchenblätter	grün	C
Rechte Hemisphäre:	Lavendel	cyanblau	D
	Bohnenkraut	grün	C
	Vetiver	gelb/violett	B/E
	Ylang-Ylang	blutrot	F
	Hopfen	gelb-grün	H
	Rose	rot/orangerot	Fis/G
	Salbei	grün/preussisch blau	C/Dis
	Pfefferminz	preussisch blau	Dis
	Baldrian	gelbgrün	H

An dieser Stelle weise ich nochmals auf die wichtigsten Punkte im Umgang mit den Essenzen hin. Der Umgang setzt einige grundlegende Regeln voraus, die unbedingt beachtet werden müssen. Andernfalls können körperliche Schädigungen mit sehr unangenehmen, ja sogar mit tödlichen Folgen auftreten.

Allgemeines

Alle ätherischen Öle (Essenzen) sind stark konzentrierte Gemische von chemischen Substanzen.

Sie haben alle grundsätzlich haut- und schleimhautreizende Eigenschaften.

Nie konzentrierte, ätherische Öle direkt mit den Schleimhäuten in Berührung bringen. Das gilt auch für innere Anwendungen. Fern von Kinderhänden aufbewahren.

Die Einnahme im Sinne von aromatherapeutischen Anwendungen sollte vom Laien nicht ohne fachlich kompetente Beratung erfolgen. Unverdünnte Essenzen dürfen nicht innerlich angewendet werden.

Bei Überdosierungen ist unverzüglich der Arzt aufzusuchen. Sollte dies nicht sofort möglich sein, kann das Toxikologische Institut, Zürich, angerufen werden: Telefon 01/251 51 51.

Kommen Essenzen (ätherische Öle) in konzentrierter Form mit den Schleimhäuten der Nase, des Mundes oder der Augen in Berührung, als erste Hilfe mit lauwarmem Milchwasser gut und ausgiebig spülen.

Aufbewahrung und Lagerung: Die Essenzen sind vor Licht, Staub und Wärme geschützt, also dunkel und in dunklen Gläsern, bei ca. 14–18 °C aufzubewahren. Sie sollten nicht länger als ein Jahr gelagert werden. (Davon gibt es zwar sehr viele Ausnahmen, doch als Grundregel bewährt es sich!)

Vorsicht: Alle ätherischen Öle sind feuergefährlich. Bei offenen Flammen (Duftlämpchen) besteht bei unsachgemässer Anwendung (zu hohe Konzentration und nicht mit Wasser verdünnt) Entzündungsgefahr.

Wichtige Hinweise in bezug auf Wirkungen und Anwendungen von ätherischen Ölen

Ätherische Öle, die vom Laien nicht angewendet werden sollen,
da sie sehr starke toxische Wirkungen haben (auch äusserlich nur aufgrund kompetenter fachlicher Beratung angewendet werden sollten): Thujaöl, Sadebaumöl, Arnikaöl, Sassafrasöl, Kampferöl, Poleiminzenöl, Wintergrünöl, Senfsamenöl, Pfefferöl, alle Duftstoffe in Form von «Absolue» oder «Concrète».
Viele ätherische Öle haben neben ihren in richtiger Dosierung nützlichen Eigenschaften auch starke Nebenwirkungen, die Folgeschäden verursachen können. So gilt bei der Anwendung von folgenden Essenzen besondere Vorsicht:

Stark haut- und schleimhautreizend
Arnikaöl, Zitronenöl, Rosmarinöl, Thymianöl, Dillöl, Knoblauchöl, Zwiebelöl, Senfsamenöl, Pfefferöl, Ingweröl.
Bei diesen Essenzen ist insbesondere bei ihrer Anwendung als Bad oder Einreibeöl Vorsicht geboten; sie sind allenfalls nur sehr stark verdünnt anzuwenden. Innerlich, d.h. durch den Mund eingenommen, sollten sie keinesfalls angewendet werden.

Abortiv wirksame ätherische Öle
Sadebaumöl, Rainfarnöl, Thujaöl, Petersilienöl, Wacholderöl, Beifussöl, Kalmusöl, Safranöl, Pfefferöl, Muskatöl, Senfsamenöl, Wermutöl.
Diese Duftstoffe können zu einem Schwangerschaftsabbruch mit schweren Folgen führen. Sie können auch eine Frühgeburt auslösen. Die aufgeführten Essenzen sollten daher von schwangeren Frauen in keiner Art und Weise angewendet werden.

Krebserzeugende ätherische Öle
Sassafrasöl, Kalmusöl, Thujaöl, Sadebaumöl.
Diese Essenzen können unter Umständen, bei entsprechenden Veranlagungen und Neigungen, in unsachgemässer Anwendung krebserzeugend wirken.

Anhang

Stark allergene Essenzen

Arnikaöl, Thujaöl, Terpentinöl, alle Essenzen der Zitrusfrüchte (Zitronen-, Orangen-, Grapefruit-, Mandarinen-, Limonenöl), Lorbeeröl, Zimtöl.

Diese ätherischen Öle können Allergien hervorrufen und zu Sensibilitäten führen. Das heisst, wenn sich einmal eine Allergie gebildet hat, bleibt meist eine hohe Empfindlichkeit gegenüber Spuren dieser Öle oder Stoffe bestehen, die dann bei erneutem Kontakt sofort wieder zu einer Allergie führen kann.

Nierenschädigende Wirkungen

Wacholderöl, Sandelholzöl, Rosmarinöl, Terpentinöl, Thujaöl, Sadebaumöl.

Diese Essenzen wirken in besonderer Weise auf die Nieren und können deren Gewebe sehr stark schädigen.

Leberschädigende Essenzen

Thujaöl, Sadebaumöl, Thymianöl, Terpentinöl, Beifussöl.

Diese Essenzen können besonders die Leber schädigen.

Fotosensibilisierende Eigenschaften

Bergamottöl und andere Zitrusfruchtöle, Petersilienöl, Angelikaöl, Dillöl u. a.

Diese Duftstoffe bewirken aufgrund verschiedener Substanzen eine erhöhte Lichtempfindlichkeit der Haut. Die Empfindlichkeit äussert sich durch rasche Rötung und Entzündung der Haut, die dann einer Verbrennung ähnlich sieht.

Bei innerer Anwendung gilt dies auch für das Johanniskraut und alle Verarbeitungen daraus, also auch bei innerer Einnahme des Tees oder der Tinktur.

Wirkungen auf das Zentralnervensystem

Thujaöl, Sadebaumöl, Wermutöl, Beifussöl.

Diese Duftstoffe können bei unsachgemässen oder überdosierten Anwendungen besonders auf das Zentralnervensystem schädigende Wirkungen haben und damit zu schweren psychischen und körperlichen Folgeschäden führen.

Narkotische Wirkungen

Salbeiöl, Thujaöl, Sadebaumöl, Petersilienöl, Rainfarnöl, Safranöl. Diese Duftstoffe können eine narkotische Wirkung haben, die bei überdosierter oder längerdauernder Anwendung mit schweren Folgeschäden verbunden ist.

Im allgemeinen können diese besonderen Wirkungen sowohl bei innerer als auch bei äusserer Anwendung auftreten. Das heisst also, dass selbst bei der regelmässigen Anwendung dieser Essenzen in sogenannten «Duftlämpchen» diese Nebenwirkungen entstehen können. Dies sollte unbedingt beachtet werden.
Es gibt inzwischen auch einige Küchenrezepte, in denen die konzentrierten Essenzen eingesetzt werden. Ich persönlich lehne eine solche Anwendung, mit ganz wenigen Ausnahmen (z. B. Zitronenöl) ab. Die konzentrierten Duftstoffe können kaum mehr in eine mengenmässig vernünftige Dosierung für ein Gericht für eine vierköpfige Familie übergeführt werden. Dazu vergleichen Sie einfach den Gehalt an frischen Kräutern, die in einem einzigen Tropfen einer Essenz enthalten sind, und überlegen sich, ob Sie je soviel Kräuter für eine Speise einsetzen würden.

Duftstoffliste

Name	Stammpflanze	Familie
Ambra; Tinktur	Physeter macrocephalus L.	
Ambrette; Absolue	Abelmoschus moschatus M.	Malvaceae
Amyris	s. Sandelholz, westindisch	
Angelika	Angelica archangelica L.	Apiaceae
Anis	Pimpinella anisum L.	Apiaceae
Anis, grüner	Illicium verum L.	Apiaceae
Arnika	Arnica montana L.	Asteraceae
Arve	Pinus cembra	Pinaceae
Asa foetida; Resina	Ferula asa foetida	Apiaceae
Baldrian	Valeriana officinalis L.	Valerianaceae
Basilikum	Ocimum basilicum L.	Lamiaceae
Baummoos; Resinoid und Absolue	Evernis furfuracea, Usnea barbata	Usneaceae
Bay	Pimenta racemosa	Myrtaceae
Beifuss	Artemisia vulgaris L.	Asteraceae
Benzoe, Siam; Resina	Styrax tonkinensis	Styracaceae
Benzoe, Sumatra; Resina	Styrax benzoin	Styracaceae
Bergamotte	Citrus bergamia R.	Rutaceae
Bergamottminze	Mentha citrata = Hybrid zwischen Mentha aquatica u. Mentha viridis L.	Lamiaceae
Bergbohnenkraut	s. Winterbohnenkraut	
Bibergeil	s. Castoreum	
Bienenwachs; Absolue	Wachs v. Apis melifica	
Birkenteer	Betula alba	Betulaceae
Bockshornklee	s. Foenum graecum	
Bohnenkraut	Satureja hortensis L.	Lamiaceae
Borneol	Dryobalanops camphora	Dipterocarpace.
Boronia; Concrète und Absolue	Boronia megastigma	Rutaceae
Bruyère; Absolue	Erica arborea	Ericaceae
Buccoblätter	Barosma betulina, Barosma cranulata	Rutaceae
Buchs	Buxus sempervirens	Buxaceae
Cabreuva	Myrocarpus fondosus	Fabaceae
Cade	s. Wacholderteer	
Cajeput	Melaleuca leucadendron	Myrtaceae

Herkunft	Pflanzenteil	Gehalt	Gewinnungsart
		variierend	Extraktion
Mittelamerika, Indonesien	Samen	0,3–,5%	Wasserdampfdestillation
Mitteleuropa	Wurzel	0,3–0,4%	Wasserdampfdestillation
UdSSR, Spanien	Samen	2,0–3,0%	Wasserdampfdestillation
s. Anisöl			
Balkan, Mitteleuropa	Blüten	0,1–0,3%	Wasserdampfdestillation
Mitteleuropa, UdSSR	Nadeln	0,5–1,5%	Wasserdampfdestillation
Afghanistan, Persien	Harz	variierend	Extraktion
Europa	Wurzel	1–1,5%	Wasserdampfdestillation
Italien, Frankreich u. a.	Spitzen	0,1–0,2%	Wasserdampfdestillation
Frankreich, Jugoslawien	ganze Pflanze	2–4%/50%	Extraktion
Mittelamerika	Blätter	0,5–1,5%	Wasserdampfdestillation
Marokko, Algerien	Kraut	ca. 0,3%	Wasserdampfdestillation
Thailand, Vietnam, Laos	Harz	85–95%	Extraktion
Sumatra	Harz	65–85%	Extraktion
Italien, Westafrika, Spanien	Früchte	ca. 0,5%	Pressen
Südeuropa	Kraut	1,5–2%	Wasserdampfdestillation
		0,1–0,2%	Extraktion
Europa	Holz	variierend	Trockendestillation
Mittel- und Südeuropa	Kraut	0,5–1%	Wasserdampfdestillation
Ostasien	Holz	ca. 1–1,5%	Wasserdampfdestillation
Westaustralien	Blüten	0,1–0,2%	Extraktion
Mittel- und Südeuropa	Wurzel	0,08–0,1%	Extraktion
Südafrika	Blätter	0,8–2,5%	Wasserdampfdestillation
Südeuropa	Zweige	1–1,5%	Wasserdampfdestillation
Paraguay, Brasilien	Holzspäne	1,5–1,8%	Wasserdampfdestillation
Philippinen, Malaysia	Blätter	0,8–1,0%	Wasserdampfdestillation

Duftstoffliste

Name	Stammpflanze	Familie
Cananga	Cananga odorata Hook f. et Thomas forma marrophyla	Magnoliaceae
Cascarill	Croton eluteria	Euphorbiaceae
Cassia	s. Zimt, China	
Cassie; Absolue und Concrète	Acacia farnesiana	Lauraceae
Castoreum	Castor fiber	
Champaca; Concrète und Absolue	Michelia champaca L.	Magnoliaceae
Cistrose	Cistus labdaniferus	Cistaceae
Cistus; Labdanumöl und Resinoid	Cistus labdaniferus L.; s. Cistrose	
Citronell, Typ Ceylon	Cymbopogon nardus	Poaceae
Citronell, Typ Java	Cymbopogon winterianus; s. Citronell Typ Ceylon	
Copaivabalsam	Copaifera reticulata	Fabaceae
Costus	Saussurea lappa Clark	Asteraceae
Cravo	Laranja cravo	Rutaceae
Cumin (röm. Kümmel)	Cuminum cyminum	Apiaceae
Curcuma	Curcuma longa La	Zingiberaceae
Davana	Artemisa pallens	Asteraceae
Dillkraut	Anethum graveolens	Apiaceae
Dost	Origanum vulgare L.	Lamiaceae
Eau de Brouts; Absolue	Citrus bigaradia Risso	Rutaceae
Edeltanne	Abies alba mill.	Pinaceae
Eichenmoos; Concrète, Absolue und Resinoid	Evernia prunastri	Usneaceae
Eisenkraut	s. Verbena	
Elemi; Öl und Resinoid	Canarium luzonicum	Burseraceae
Estragon	Artemisia dranuculus L.	Asteraceae
Eucalyptus citriodora	Eucalyptus citriodora	Myrtaceae
Eucalyptus dives	Eucalyptus dives	Myrtaceae
Eucalyptus globulus	Eucalyptus globulus	Myrtaceae
Eucalyptus staigeriana	Eucalyptus staigeriana	Myrtaceae
Feldthymian	Thymus serpyllum L.	Lamiaceae
Fenchel, süss	Foeniculum vulgare var. dulce	Apiaceae
Fenchel, bitter	Foeniculum vulgare	Apiaceae

Herkunft	Pflanzenteil	Gehalt	Gewinnungsart
Madagaskar, Réunion usw.	Pflanze	1–1,5%	Wasserdampfdestillation
Haiti, Kuba	Rinde	1–3%	Wasserdampfdestillation
Indien, Vietnam, Java	Rinde	1–2%	Wasserdampfdestillation
UdSSR	Beutel		Extraktion
Indonesien	Blüten	0,1%/25%	Extraktion
Mittelmeerraum	Resinoid	variierend	Extraktion/Wasserdampf-destillation
Taiwan, China, Brasilien	Gras	bis 1%	Wasserdampfdestillation
Südamerika	Harz	15 kg/Baum	Reinigung
China, Indien	Wurzel	bis 1%	Wasserdampfdestillation
Brasilien	Fruchtschale	0,5–1,2%	Pressen
Mittelmeerländer, Indien	Früchte	2–5%	Wasserdampfdestillation
Korea, Indien	Wurzel	1–5%	Wasserdampfdestillation
Südindien	Kraut	0,2–0,5%	Wasserdampfdestillation
USA, Balkan	Kraut	0,3–1,5%	Wasserdampfdestillation
Südeuropa	Kraut	0,5–1%	Wasserdampfdestillation
Mittelmeerraum	Blüten	ca. 0,1%	Extraktion
Mitteleuropa	Nadeln	0,5–0,8%	Wasserdampfdestillation
Frankreich, Marokko	Pflanze	2–4%/50%	Extraktion
Philippinen	Harz	20–30%	Wasserdampfdestillation
Europa	Kraut	0,3–0,5%	Wasserdampfdestillation
China, Indien	Blätter	ca. 2%	Wasserdampfdestillation
Australien	Blätter	2–4%	Wasserdampfdestillation
Spanien, Portugal	Blätter	1,8–2%	Wasserdampfdestillation
Brasilien	Blätter	1–2%	Wasserdampfdestillation
Frankreich, Spanien, Algerien	Kraut	0,7–1%	Wasserdampfdestillation
Mittelmeerraum	Früchte	2–4%	Wasserdampfdestillation
Mittelmeerraum	Früchte	2–4%	Wasserdampfdestillation

Stammpflanze   Familie

Name	Stammpflanze	Familie
Fichte, Nadel und Harz; Öl und Resinoid	Picea abies	Pinaceae
Fichtennadel, sibirisch	Abies sibirca Ledeb.	Pinaceae
Flouve	Anthoxanthum odoratum L.	Poaceae
Foenum Graecum; Resinoid	Trigonella foenum-graecum L.	Fabaceae
Galbanum; Öl und Resinoid	Ferula galbaniflua Ferula rubricaulis	Apiaceae
Galgant	Alpinia officinarum	Zingiberaceae
Gänsefuss	s. Wurmsamen	
Gardenia	Gardenia jasminoides	Rubiaceae
Geranium	Pelargonium graveolens u. a.	Geraniaceae
Gingergras	Cymbopogon martini Stapf. var. sofia	Poaceae
Ginster; Absolue und Concrète	Sparticum junceum	Fabaceae
Grapefruit	Citrus decumana L.	Rutaceae
Gujakholz	Bulensia sarmienti Lor.	Zygophyllaceae
Helichrysum; Öl, Absolue und Concrète	Helichrysum angustifolium DC u. a.	Asteraceae
Heiligenkraut	Santolina chamoecyparissus	Asteraceae
Honig, s. Bienenwachs	von Apis mellifica	Apis mellifica
Hopfen	Humulus lupulus L.	Moraceae
Hyazinthe; Absolue	Hyacinthus orientalis L.	Liliaceae
Immortelle	s. Helichrysum	
Ingwer	Zingiber officinalis Roscoe	Zingiberaceae
Iris; Öl, Absolue und Concrète	Iris pallida, Iris germanica, Iris florentina	Iridaceae
Jasmin; Absolue	Jasminum grandiflorus L.	Oleaceae
Kalmus	Acorus calamus	Araceae
Kamille, Deutsche	Matricaria chamomilla L.	Asteraceae
Kamille, Römische	Anthemis nobilis L.	Asteraceae
Kampfer	Camphora officinarum	Lauraceae
Kardamom	Elettaria cardamomum Maton	Zingiberaceae
Karottensamen	Daucus carota	Apiaceae
Kiefer, Nadeln	Pinus sylvestris L.	Pinaceae
Knoblauch	Allium sativum	Liliaceae
Koriander	Coriandrum sativum L.	Apiaceae

Duftstoffliste

Herkunft	Pflanzenteil	Gehalt	Gewinnungsart
Europa	Nadel, Harz	3–5%	Wasserdampfdestillation
Europa, UdSSR	Nadeln	0,8–1,2%	Wasserdampfdestillation
Südfrankreich	Gras	variierend	Wasserdampfdestillation
Südosteuropa, Kleinasien	Samen	variierend	Extraktion
Syrien, Iran, Türkei	Wurzeln	20% Öl	Wasserdampfdestillation
		35–50% Res.	Extraktion
Thailand, Indien, China	Wurzeln	1–1,2%	Wasserdampfdestillation
Südeuropa, Spanien	Blüten	0,3–0,8%	Wasserdampfdestillation
Marokko, UdSSR u. a.	Blätter	0,1–0,2%	Wasserdampfdestillation
Indien	Gras	0,2%	Wasserdampfdestillation
Europa, Amerika	Blüten	ca. 0,2%	Extraktion
USA, Israel, Südeuropa	Fruchtschale	0,05–1%	Pressen
Südamerika	Holz	bis 5%	Wasserdampfdestillation
Frankreich, Ungarn u. a.	Blüten	variierend	Extraktion
Südeuropa	Kraut	0,8–1,2%	Wasserdampfdestillation
ganze Welt	Waben	ca. 2%	Extraktion
Osteuropa	Blüten	ca. 1%	Wasserdampfdestillation
Holland	Blüten	0,01–0,02%	Extraktion
Indien, Mittelamerika	Wurzeln	bis ca. 2%	Wasserdampfdestillation
Südeuropa, UdSSR	Wurzeln	ca. 0,1%	Enfleurage, Wasserdampfdestillation
Frankreich, Spanien u. a.	Blüten	0,2%/50%	Extraktion
Nordamerika, Asien	Wurzeln	ca. 2%	Wasserdampfdestillation
Mitteleuropa, Indien	Blüten	ca. 0,5%	Wasserdampfdestillation
Mitteleuropa, Balkan	Blüten	0,8–1%	Wasserdampfdestillation
Ostasien	Holzspäne	bis 5%	Wasserdampfdestillation
Indien, Tansania	Samen	1–4,5%	Wasserdampfdestillation
Europa, USA	Samen	1,5–4,5%	Wasserdampfdestillation
Europa, UdSSR	Nadeln	ca. 0,2%	Wasserdampfdestillation
Mittel- und Südeuropa, Asien	Knollen	ca. 0,3%	Wasserdampfdestillation
USA, Indien, Italien	Früchte	0,8–1%	Wasserdampfdestillation

Duftstoffliste

Name	Stammpflanze	Familie
Krauseminze	Mentha spicata L.	Lamiaceae
Kümmel	Carum carvi	Apiaceae
Kümmel, römischer	s. Cumin	
Kurkuma	s. Curcuma	
Labdanum	s. Cistus	
Latschenkiefer	Pinus montana, Pinus mugho, Pinus pumilio	Pinaceae
Lavandin	Lavendelhybriden aus Lavendula officinalis, Lavendula latifolia	Lamiaceae
Lavendel	Lavendula vera DC, Lavendula officinalis	Lamiaceae
Lebensbaum	s. Thuja	
Lemongras	Cymbopogon flexuosus Stapf., Cymbopogon citratus	Poaceae
Liebstöckel	Levisticum officinale Koch	Apiaceae
Limette	Citrus aurantifolia Swingle	Rutaceae
Litsea cubeba	Litsea cubeba	Lauraceae
Lorbeerblätter	Laurus nobilis L.	Lauraceae
Macis	Myristica fragrans	Myristicaceae
Magnolie	Annona odorata	Ranunculaceae
Majoran	Majorana hortensis Much.	Lamiaceae
Mandarine	Citrus madurensis Lour. bzw. Citrus reticulata blanco	Rutaceae
Mate; Absolue	Ilex paraguayensis	Aquifoliaceae
Melisse	Melissa officinalis L.	Lamiaceae
Melisse, indische	Cymbopogon nardus	Poaceae
Mimose; Absolue und Concrète	Acacia decurrens var. dealbata	Fabaceae
Minze, Minzöl	Mentha arvensis L. var. piperascens	Lamiaceae
Minze, Pfefferminzöl/Piperita	Mentha piperita L.	Lamiaceae
Moschus; Tinktur	Moschus moschiferus	
Muskat-Blüte	s. Macis	
Muskat-Samenmantel	s. Macis	
Muskatnuss	Myristica fragrans	Myristicaceae
Muskateller-Salbei; Öl, Absolue, Concrète	Salvia sclarea	Lamiaceae

Herkunft	Pflanzenteil	Gehalt	Gewinnungsart
Mittelmeerländer, Spanien	Blätter	bis 3%	Wasserdampfdestillation
Europa	Früchte	3–5%	Wasserdampfdestillation
Europa	Nadeln	bis 1%	Wasserdampfdestillation
Südeuropa	Kraut	ca. 1%	Wasserdampfdestillation
Mittelmeerraum	Kraut	1,4–1,6%	Wasserdampfdestillation
China, Brasilien, Guatemala	Gras	1,8–2,2%	Wasserdampfdestillation
Europa	Wurzel/Kraut	0,1–0,6%	Wasserdampfdestillation
Westindien, Mexiko, Italien	Schalen	1,2–2,1%	Pressen/Wasserdampfdest.
China, Indochina	Früchte	ca. 2%	Wasserdampfdestillation
Mittelmeerraum	Blätter	1,2–1,5%	Wasserdampfdestillation
Indonesien, Sri Lanka	Samenmantel	5–15%	Wasserdampfdestillation
Indien, Philippinen u. a.	Blüten	ca. 0,5%	Extraktion
Europa, Ägypten, Tunesien	Kraut	0,3–5%	Wasserdampfdestillation
Italien, Brasilien, Spanien	Schalen	0,7–0,8%	Wasserdampfdestillation
Südamerika	Blätter	variierend	Extraktion
Mitteleuropa	Kraut	ca. 0,015%	Wasserdampfdestillation
Ceylon, Java u. a.	Gras	ca. 1%	Wasserdampfdestillation
Südfrankreich, Norditalien	Blüten	bis 1%	Extraktion
China, Japan, Brasilien	Kraut	1–2%	Wasserdampfdestillation
USA, Spanien, Frankreich	Kraut	0,1–1,0%	Wasserdampfdestillation
	Drüsen		Extraktion
Indonesien, Sri Lanka	Samen	5–15%	Wasserdampfdestillation
Frankreich, Spanien, UdSSR	Blüten	ca. 1%	Wasserdampfdestillation

Duftstoff iste

Stammpflanze   Familie

Name	Stammpflanze	Familie
Myrrhe, Öl und Resinoid	Commiphora abyssinica, Commiphora schimperi, Commiphora myrrha	Burseraceae
Myrte	Myrtus communis L.	Myrtaceae
Narde	Nardostachys jatamansi	Valerianaceae
Narzisse; Absolue und Concrète	Narcissus poeticus L.	Amaryllidaceae
Nelkenblätter	Eugenia caryophyllata	Myrtaceae
Nelkenblüte	Eugenia caryophyllata	Myrtaceae
Neroli(Orangenblüte)	Citrus aurantium L. suspec. amara bzw. Citrus bigaradia R.	Rutaceae
Niaouli	Melaleuca viridflora	Myrtaceae
Olibanum; Öl und Resinoid	Boswellia carterii und andere Boswellia-Arten	Burseraceae
Opoponax; Öl und Resinoid	Commiphora erythraea var. glabrescens	Burseraceae
Orange, bitter	Citrus aurantium L. suspec. amara bzw. Citrus bigaradia R.	Rutaceae
Orange, süss	Citrus aurantium L. var dulcis	Rutaceae
Orangenblüte; Absolue und Concrète	Citrus aurantium L. suspec. amara bzw. Citrus bigaradia R. s. auch Neroli	Rutaceae
Origanum	Origanum vulgare L.	Lamiaceae
Origanum	s. Dost	
Osmanthus; Absolue und Concrète	Osmanthus fragrans	Oleaceae
Palmarosa	Cymbopogon martini Stapf. var. motia	Poaceae
Pastinaca	Pastinaca sativa L.	Apiaceae
Patchouli	Pogostemon patchouli Pell. bzw. Pogostemon cablin Benth.	Lamiaceae
Perilla	Perilla frutescens	Lamiaceae
Perubalsam	Myroxylon pereirae	Fabaceae
Petersilie, Samen und Kraut	Petroselinum sativum u. Petr. hortense	Apiaceae
Petitgrain, Paraguay	Citrus aurantium L. suspec. amara	Rutaceae
Pfeffer	Piper nigrum L.	Piperaceae
Pfefferminz	s. Minze (Mentha piperita L.)	
Piment	Pimenta officinalis Lindl.	Myrtaceae
Pinie, Stümpfe und Wurzeln	Pinus palustris, Pinus ponderosa, Pinus pumilio	Pinaceae

Herkunft	Pflanzenteil	Gehalt	Gewinnungsart
Somalia, Äthiopien	Harz	variierend	Extraktion/Wasserdampf-destillation
Mittelmeerraum	Blüten	0,5–1%	Wasserdampfdestillation
China, Nepal	Wurzeln	ca. 1%	Wasserdampfdestillation
Frankreich, Marokko	Blüten	0,2–0,3%	Extraktion
Indonesien, Tansania u. a.	Blätter	ca. 2–3%	Wasserdampfdestillation
Indonesien, Tansania u. a.	Blüten	ca. 15%	Wasserdampfdestillation
Südfrankreich, Marokko u. a.	Blüten	0,08–0,1%	Wasserdampfdestillation
Australien, Malaysia u. a.	Blätter	ca. 2%	Wasserdampfdestillation
Arabien, Somalia	Harz	50%/10%	Extraktion/Wasserdampf-destillation
Somalia, Äthiopien	Harz	20%/10%	Extraktion/Wasserdampf-destillation
Marokko, Ägypten, Spanien u. a.	Schale	0,1–0,4%	Kaltpressung
Brasilien, USA, Mittelmeerraum	Schale	0,3–0,5%	Kaltpressung
Frankreich, Spanien u. a.	Blüten	0,3%/50%	Extraktion/Destillation
Spanien, Balkan u. a.	Kraut	1–3%	Wasserdampfdestillation
Japan, China, Indien	Blüten	0,1%/70%	Extraktion
Indien, Mittelamerika, Brasilien	Gras	ca. 1,5%	Wasserdampfdestillation
Osteuropa, Mittelamerika u. a.	ganze Pflanze	2–3%	Wasserdampfdestillation
China, Philippinen u. a.	Blätter	bis 3%	Wasserdampfdestillation
Japan, China, Indien	Blätter	0,1–0,15%	Wasserdampfdestillation
Mittel- und Südamerika	Balsam	bis 50%	Destillation
ganze Welt	ganze Pflanze	bis 7%	Wasserdampfdestillation
Paraguay	Blätter	0,5–1,0%	Wasserdampfdestillation
Indien, Indonesien, Brasilien	Beeren	ca. 2%	Wasserdampfdestillation
Antillen, Réunion, Indien	Beeren	bis 4,5%	Wasserdampfdestillation
UdSSR, USA, England u. a.	Holz	3–5%	Wasserdampfdestillation

	Stammpflanze	Familie
Poleiminze	Mentha pulegium L.	Lamiaceae
Quendel	s. Feldthymian	
Rainfarn	Tanacetum vulagare	Asteraceae
Ringelblume; Absolue und Concrète	Calendula officinalis	Asteraceae
Rose de Mai; Absolue und Concrète	Rosa centifolia	Rosaceae
Rosen, Blüten	Rosa centifolia, Rosa damascena, Rosa gallica	Rosaceae
Rosenholz	Aniba rosaeodora	Lauraceae
Rosmarin	Rosmarinus officinalis L.	Lamiaceae
Sadebaum	Sabina officinalis L.	Cupressaceae
Safran	Crocus sativa L.	Iridaceae
Salbei, dalmatinisch	Salvia officinalis L.	Lamiaceae
Salbei, spanisch	Salvia lavendulafolia	Lamiaceae
Sandelholz, ostindisch	Santalum album L.	Santalaceae
Sandelholz, westindisch	Amyris balsamifera L.	Rutaceae
Sassafras	Sassafras albidum	Lauraceae
Schafgarbe	Alchemilla millefolium L.	Asteraceae
Selleriesamen	Apium graveolens L.	Apiaceae
Spik	Lavendula latifolia Vill.	Lamiaceae
Sternanis	s. Anis, grüner	
Styrax; Öl und Resinoid	Liquidamber orientalis, Liquidamber styraciflua	Hamamelidacea
Tabak; Absolue	Nicotiana tabacum	Solanaceae
Tagetes	Tagetes patula, Tagetes glandulifera	Asteraceae
Tea Tree	Melaleuca alternifolia	Myrtaceae
Terpentin	Pinus pineaster	Pinaceae
Thuja (Zedernblatt)	Thuja occidentalis	Cupressaceae
Thyme, Linaloe	Thymus quinquecostatus	Lamiaceae
Thymian	Thymus vulgaris L.	Lamiaceae
Toluolbalsam; Öl und Resinoid	Myroxylon balsamum L.	Fabaceae
Tonka, Bohne; Absolue	Dipteryx odorata	Fabaceae
Tuberose; Absolue und Concrète	Polianthes tuberosa L.	Amaryllidaceae
Vanille; Resinoid	Vanilla planifolia	Orchidaceae

Duftstoffliste

Herkunft	Pflanzenteil	Gehalt	Gewinnungsart
Madagaskar, Indonesien u. a.	Blätter	bis 3%	Wasserdampfdestillation
USA, Deutschland, UdSSR u. a.	Kraut	ca. 0,5%	Wasserdampfdestillation
Europa, Nordamerika	Blüten	0,3–0,4%	Extraktion
Algerien, Marokko, Ägypten	Blüten	0,25%/67%	Enfleurage/Extraktion
Bulgarien, Türkei, Italien u. a.	Blüten	0,02–0,05%	Wasserdampfdestillation
Brasilien	Holz	0,8–1,6%	Wasserdampfdestillation
Frankreich, Tunesien, Spanien	Kraut	1–2%	Wasserdampfdestillation
Mittelmeerraum	Blätter	0,8–1,5%	Wasserdampfdestillation
Ägypten Marokko, Spanien	Staubfäden	0,03–0,06%	Wasserdampfdestillation
Südosteuropa	Kraut	1–2%	Wasserdampfdestillation
Mittelmeerraum	Kraut	0,8–1%	Wasserdampfdestillation
Südostasien (Mysore)	Holz	4–6,5%	Wasserdampfdestillation
Westindien, Indonesien	Holz	1,5–3,5%	Wasserdampfdestillation
Nordamerika	Holz	bis 2%	Wasserdampfdestillation
Europa, Pakistan u. a.	Kraut	ca. 0,4%	Wasserdampfdestillation
Mitteleuropa, Indien u. a.	Samen	bis 3%	Wasserdampfdestillation
Spanien, Frankreich, Marokko	Krautspitzen	0,5–1%	Wasserdampfdestillation
Persien, Honduras, Kleinasien	Balsam	50%/4–5%	Extraktion/Wasserdampfdestillation
ganze Welt	Blätter	variierend	Extraktion
Italien, Spanien, Südafrika	Kraut	0,1–0,5%	Wasserdampfdestillation
Australien, Malaysia u. a.	Blätter	ca. 2%	Wasserdampfdestillation
Europa, Nordamerika	Harz	bis 7%	Extraktion
Mittel- und Südeuropa, USA u. a.	Zweige	bis 2%	Wasserdampfdestillation
China	Kraut	variierend	Wasserdampfdestillation
Frankreich, Spanien u. a.	Kraut	0,7–1%	Wasserdampfdestillation
Mittel- und Südamerika	Harz	90%/7%	Extraktion/Wasserdampfdestillation
Afrika, Südamerika	Samen	variierend	Extraktion
Frankreich, Marokko u. a.	Blüten	0,1%/30%	Enfleurage/Extraktion
Madagaskar, Indonesien u. a.	Schoten	variierend	Extraktion

Name	Stammpflanze	Familie
Vassoura	Baccharis dracunculifolia	Asteraceae
Veilchen, Blätter; Absolue und Concrète	Viola odorata L.	Violaceae
Veilchenwurzel	s. Iris	
Verbena	Lippia citriodora Kunth	Verbenaceae
Vetiver	Vetiveria zizanoides Stapf.	Poaceae
Wacholderbeere	Juniperus communis L.	Cupressaceae
Wacholder, Holz und Nadel	Juniperus communis L.	Cupressaceae
Wacholderteer (Cade)	Juniperus oxicedrus	Cupressaceae
Weihrauch	s. Olibanum	
Wermut	Artemisia absinthium L.	Asteraceae
Winterbohnenkraut	Satureja montana L.	Lamiaceae
Wintergrün	Gaultheria procumbens	Ericaceae
Wurmsamen	Chenopodium anthelminticum	Chenopodiacea
Ylang-Ylang	Cananga odorata Hook f. et Thomson forma genuina	Anonaceae
Ysop	Hyssopus officinalis L.	Laminaceae
Zedernblatt	s. Thuja	
Zedernholz	Juniperus virginiana L.	Cupressaceae
Zibet; Absolue	Viverra civetta	
Zimt, China (Cassia)	Cinnamomum cassia Blume	Lauraceae
Zimtblätter	Cinnamomum ceyl.	Lauraceae
Zimtrinde	Cinnamomum ceyl.	Lauraceae
Zirbelkiefer	s. Arve	
Zistrose	s. Cistrose	
Zitrone	Citrus medica L. suspec. limonum	Rutaceae
Zitronen-Eucalyptus	s. Eucalyptus citriodora	Myrtaceae
Zitronenmelisse	s. Melisse	
Zwiebel	Allium cepa	Liliaceae
Zypresse	Cupressus sempervirens	Cupressaceae

Herkunft	Pflanzenteil	Gehalt	Gewinnungsart
Brasilien	Blätter	0,3–0,5%	Wasserdampfdestillation
Italien, Südfrankreich	Blätter	0,1%/30%	Extraktion
Algerien, Südfrankreich u. a.	Blätter	ca. 1%	Wasserdampfdestillation
Réunion, Haiti, Angola u. a.	Wurzeln	2–3%	Wasserdampfdestillation
Europa, Nordafrika u. a.	Beeren	bis 3%	Wasserdampfdestillation
Europa, Nordafrika u. a.	Holz	variierend	Wasserdampfdestillation
Europa, Nordafrika u. a.	Holz	1,4–1,6%	Trockendestillation
Europa	Blüten	0,5–1%	Wasserdampfdestillation
Europa	Kraut	0,8–1,3%	Wasserdampfdestillation
Nordamerika	Blätter	ca. 0,8%	Wasserdampfdestillation
USA, Mitteleuropa u. a.	Kraut	bis 1%	Wasserdampfdestillation
Komoren, Madagaskar	Blüten	1,5–2,5%	Wasserdampfdestillation
Mittelmeerraum	Kraut	ca. 1%	Wasserdampfdestillation
USA	Holz	bis 3,5%	Wasserdampfdestillation
Äthiopien	Drüsen		Extraktion
China, Südostasien	Blätter	0,5–1,9%	Wasserdampfdestillation
Sri Lanka, Seychellen u. a.	Blätter	1,6–1,8%	Wasserdampfdestillation
Sri Lanka, Seychellen u. a.	Rinde	0,5–1%	Wasserdampfdestillation
Mittelmeerraum, USA	Fruchtschale	0,6–0,8%	Pressen
China, Indien, Brasilien	Blätter	ca. 2%	Wasserdampfdestillation
Mitteleuropa	Zwiebel	0,01%	Wasserdampfdestillation
Europa, Ägypten	Zweige	1–1,5%	Wasserdampfdestillation

Duftstoffliste

Literaturverzeichnis

Ätherische Öle. Analytik, Physiologie, Zusammensetzung. Ergebnisse internationaler Arbeitstagungen in Würzburg und Groningen, hg. v. K. H. Kubeczka, Stuttgart: Georg Thieme Verlag 1982

Berendt, Joachim Ernst: Urtöne, Freiburg i. Br.: Verlag Hermann Bauer 1989 ff.

Binz, August: Schul- und Exkursionsflora für die Schweiz, Basel: Schwabe & Co. 1986

Corbin, Alain: Pesthauch und Blütenduft, Berlin: Wagenbach Verlag 1984; auch Fischer Tb., Frankfurt 1988

Dosch, Peter: Lehrbuch der Neuraltherapie nach Huneke. Regulationstherapie mit Lokalanästhetika, 12. Aufl., Heidelberg: Haug Verlag 1986

ders: Heilerfolg durch Neuraltherapie, München: Gräfe und Unzer [1976]

Faure, Paul: Magie der Düfte, München: Artemis 1990

Fischer-Rizzi, Susanne: Himmlische Düfte, München: Hugendubel Verlag 1989

Garbens, Karl: Buch über die Chemie des Parfums und die Destillationen, Leipzig: Deutsche morgenländische Gesellschaft 1948

Gessner, Otto, G. Orzechowski: Gift- und Arzneipflanzen von Mitteleuropa, 3. Aufl., Heidelberg: Carl Winter Verlag 1974

Gümbel, Dietrich: Gesunde Haut mit Heilkräuter-Essenzen, Heidelberg: Haug Verlag 1986

Gümbel, Dietrich: Wie neugeboren durch Heilkräuter-Essenzen, München: Gräfe und Unzer o. J.

Hauer, Martin: Parfümeriewaren, Weimar: Bernhard Friedrich Voigt 1895

H & R Parfum-Edition, 1. Bd.: Das H & R Buch Parfum, 4. Bd.: H & R Lexikon Duftbausteine, 5. Bd.: H & R Duftatlas, Hamburg: Glöss Verlag 1984

Hausen, B. M.: Allergiepflanzen – Pflanzenallergene, München: ecomed Verlag 1988

Heisig, Wolfgang: Methodenentwicklung zur Identitätsprüfung pflanzlicher Drogen, Berlin: J. Cramer 1990

Henglein, Martin: Die heilende Kraft der Wohlgerüche und Essenzen, Glattbrugg: Oesch Verlag 1985

Hunnius Pharmazeitisches Wörterbuch, Berlin: de Gruyter 1986

Jackson, Judith: Judith Jackson's Aromatherapie, Hamburg: Ernst Kabel Verlag 1989

Karsten, Hermann: Der Einfluss der Duft-Farb-Ton-Therapie bei psychosomatischen Erkrankungen, Heidelberg: Haug Verlag 1976

Kating, Horst, W. Rinn, F. Seidel: Das ätherische Öl von «Arnica Chamissonis» Less., München: Wilhelm Fink Verlag 1973

Krack, Niels: Nasale Reflex-Therapie mit ätherischen Ölen, Heidelberg: Haug Verlag 1975

Krahl, Gisela, A. Riepe: Wonnestunden, Hamburg: Wunderlich Verlag 1990

Kraus, Michael: Ätherische Öle, Walting:
  Verlag Simon & Wahl 1990
Krumm-Heller, Arnold: Die Magie der
  Duftstoffe. Osmologische Heilkunde,
  Berlin: Verlag Richard Schikowski 1955
Madaus, Rolf: Lehrbuch der biologischen
  Heilmittel, 3 Bde, Leipzig 1938
  (Nachdruck: Hildesheim: Georg Olms
  Verlag 1985)
Martinetz, Dieter, K. Lohs, J. Janzen:
  Weihrauch und Myrrhe.
  Kulturgeschichte und wirtschaftliche
  Bedeutung. Botanik – Chemie – Medizin,
  Stuttgart: Wissenschaftliche
  Verlagsgesellschaft 1989
Maury, Marguerite: Die Geheimnisse der
  Aromatherapie, Aitrang: Windpferd
  Verlagsgesellschaft 1990
Moinuddin, Abu Abdallāh Gulām: Die
  Heilkunst der Sufis, Freiburg i. Br.:
  Verlag Hermann Bauer 1984
Muchery, Georges: Die persönliche Magie
  des Parfums. Die Anwendung individu-
  eller Duftessenzen nach astrologischen
  Einflüssen, Edition Tramontane 1988
Piazza, Dalia: Le Erbe dell'Amore,
  Sommacampagna: La casa verde 1987
Piesse, S.: Histoire des Parfums, Paris:
  J.-B. Baillière et Fils 1905
Perry, Susan, J. Dawson: Chronobiologie,
  Genf/München: Ariston Verlag 1990
Pschyrembel Klinisches Wörterbuch,
  Berlin: de Gruyter 1986
Rimmel, Eugene: Das Buch des Parfums.
  Die klassische Geschichte des Parfums
  und der Toilette, Dreieich:
  Hesse & Becker Verlag 1985

Rohmert, Walter: Arbeitswissenschaft I,
  Institut für Arbeitswissenschaft der
  technischen Hochschule, Darmstadt
  1980
Schönberger, Martin Maria: Von der
  Sexualität zur Polarität, Hamburg:
  Papyrus Verlag o. J.
Schröder, Rudolf: Kaffee, Tee und
  Kardamom, Stuttgart: Ulmer Verlag 1991
Schubert, Rudolf, G. Wagner: Botanisches
  Wörterbuch, Stuttgart: Ulmer Verlag
  1988
Strassmann, René: Heilpflanzen, 1. Teil,
  Urnäsch: zyt-los Verlag 1981
ders.: Heilpflanzen, 2. Teil, Urnäsch:
  zyt-los Verlag 1982
ders.: Baumheilkunde, Urnäsch: zyt-los
  Verlag 1983
ders.: Der grüne Kalender, Wilen: Edition
  Renato 1984
ders.: Grundrezepte, Wilen: Edition
  Renato 1986
ders.: Heilen mit Düften, Wilen: Edition
  Renato 1986
Steinegger, Ernst: Lehrbuch der
  Pharmakognosie und Phytopharmazie,
  Berlin: Springer Verlag 1988
Tokin, B. P.: Phytonzide, Berlin: VEB
  Verlag 1956
Valnet, Jean: Aromatherapie, Lausanne:
  Paul Kart Verlag 1976
Pharmazeutische Biologie, 4 Teile, Teil 2:
  Wagner, Hildebert: Drogen und ihre
  Inhaltsstoffe, 4. Aufl., Stuttgart: Gustav
  Fischer Verlag 1988
Worwood, Valerie Ann: Liebesdüfte,
  München: Goldmann Verlag 1990

182 Zepernick, Bernhard, L. Langhammer, J. B.
        Lüdcke: Lexikon der offizinellen
        Arzneipflanzen, Berlin: de Gruyter 1984
     Zohary, Michael: Pflanzen der Bibel, 2.
        Aufl., Stuttgart: Calwer Verlag 1986

Stichwortverzeichnis

Stichwortverzeichnis

Anschrift des Autors:
René Strassmann, Steinibach, CH-6062 Wilen/OW

Für Kurse und Seminarien wenden Sie sich direkt an den Autor.

An einer berufsbegleitenden dreijährigen Ausbildung in Duftheilkunde Interessierte wenden sich an die Schule für Osmologie
unter der Anschrift des Autors.

Bezugsquelle für Essenzen und fette Öle:
Barbara Gasser Strassmann, Steinibach, CH-6062 Wilen/OW

René A. Strassmann   **Heilen mit Räucherstoffen**

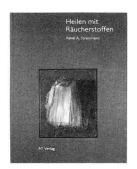

Das erste Buch über die heilenden Kräfte
der Räucherstoffe, eine uralte, ganzheitliche Heilmethode, die Körper und Seele mit
allen Sinnen anspricht und schützende, heilende und klärende Kräfte im Menschen ak-
tiviert. Ein grundlegendes Arbeitsbuch mit
detaillierten Beschreibungen der verschiedenen Räucherungen.

192

Bildnachweis

Dosch, Peter: Heilerfolg durch Neuraltherapie, München: Gräfe und Unzer S.111

Moinuddin, Abu Abdallāh Gulām: Die Heilkunst der Sufis, Freiburg i. Br.: Verlag Hermann Bauer S.116

2. Auflage, 1992

© 1991
AT Verlag Aarau/Schweiz
Illustrationen/Umschlaggestaltung: Rosmarie Susanne Kiefer, Basel
Satz, Fotolithos, Druck: Grafische Betriebe
Aargauer Tagblatt AG, Aarau
Bindearbeiten: Buchbinderei Schumacher AG, Schmitten
Printed in Switzerland

ISBN 3-85502-404-9